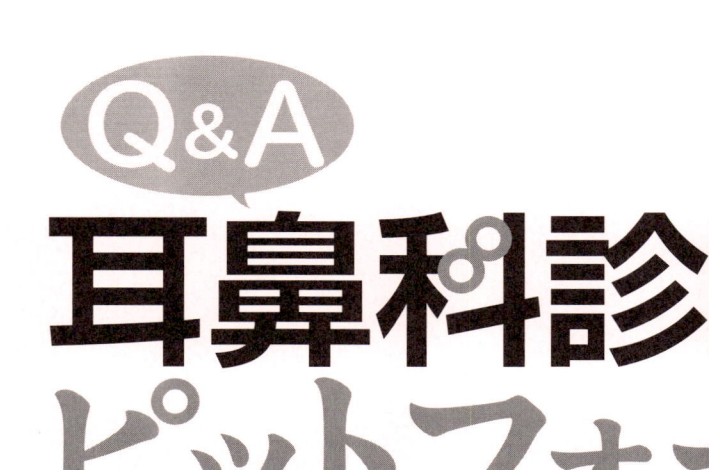

# Q&A 耳鼻科診療のピットフォール

監修
## 市村恵一
自治医科大学 副学長・教授

編著
## 井口郁雄
広島市立広島市民病院耳鼻咽喉科頭頸部外科 主任部長

## 江草憲太郎
広島市立広島市民病院耳鼻咽喉科頭頸部外科 部長

金芳堂

● 執筆者一覧 (五十音順)

| 綾田 展明 | 広島市立広島市民病院耳鼻咽喉科頭頸部外科　部長 |
| 井口 郁雄 | 広島市立広島市民病院耳鼻咽喉科頭頸部外科　主任部長 |
| 江草 憲太郎 | 広島市立広島市民病院耳鼻咽喉科頭頸部外科　部長 |
| 岡野 光博 | 岡山大学医学部耳鼻咽喉・頭頸部外科　准教授 |
| 小野田 友男 | 岡山大学医学部耳鼻咽喉・頭頸部外科　助教 |
| 片岡 祐子 | 岡山大学医学部耳鼻咽喉・頭頸部外科　助教 |
| 假谷 伸 | 岡山大学医学部耳鼻咽喉・頭頸部外科　講師 |
| 菅田 研一 | 医療法人啓明会耳鼻咽喉科菅田医院　理事長 |
| 菅谷 明子 | 岡山大学医学部耳鼻咽喉・頭頸部外科　医員 |
| 銅前 崇平 | どうまえ耳鼻咽喉科　院長 |
| 野田 洋平 | 岡山大学医学部耳鼻咽喉・頭頸部外科　医員 |
| 花川 浩之 | 岡山大学医学部耳鼻咽喉・頭頸部外科　医員 |
| 福島 邦博 | 岡山大学医学部耳鼻咽喉・頭頸部外科　講師 |
| 福増 一郎 | 広島市立広島市民病院耳鼻咽喉科頭頸部外科　医員 |
| 堀 泰高 | 香川県立中央病院耳鼻咽喉科・頭頸部外科　医長 |
| 三浦 直一 | 広島市立広島市民病院耳鼻咽喉科頭頸部外科　医員 |
| 皆木 正人 | 広島市立広島市民病院耳鼻咽喉科頭頸部外科　医員 |
| 門田 伸也 | 四国がんセンター頭頸科　医長 |

# 監修にあたって

　編集代表者の井口郁雄部長から本書の監修を依頼された．その責務を負うべく，「耳鼻診療のピットフォール」の原稿を手にしたら，即座に感じた．これは優れものに仕上がったと．

　本書の企画は友人の滝口峻先生とのやりとりから始まった．私が23年前，東大分院に勤めていた頃に，教授の加我君孝先生から広島で市民病院を中心にした勉強会があるからそこに講師として行ってくれないかと依頼を受けた．それ以来，その会に何回か呼ばれて滝口先生とお近づきになり，患者さんを紹介して頂いたり，いろいろな臨床経験を教えて頂いたりする機会があった．滝口先生が開業なさってからも，その後の部長を勤められた小川晃弘先生や，さらにその後で，今回の編集代表になっておられる井口郁雄先生を始め，広島市民病院の方々とは密接におつきあいをさせて頂いた．広島市民病院耳鼻咽喉科のドクター達は大学病院には負けないぞという気概を持って診療に携わっておられ，そのことには敬服していた．2年前に滝口先生から今の耳鼻咽喉科スタッフを鼓舞させるにはどうしたらいいかと相談を受けた．そこで，どれだけいい診療をしていても対外的にそれを知らしめない限りはだめで，そのためには自らの業績，診療のノウハウについての発表手段を持つことである．そのためには，病院スタッフが一致団結して本を出したらいいのではないかと提案した．そうしたら早速滝口先生はホテルのバーにスタッフとの打合会を設定してくれたのである．そこで現在の広島市民病院耳鼻咽喉科のスタッフの方々と構想を語り合った．ではどこから出すかという段になり，日耳鼻の用語集作成の際に苦楽を共にした金芳堂の三島さんに頼んでみることにした．幸い企画案は受理され，それから時間はかかったが，執筆者も広がりをみせ，分野の質の差のないように配慮され，本書の完成にこぎ着けている．

　日経メディカル誌に「この症例をどう見るか」というコーナーがある．一時期，私はこのコーナーの耳鼻咽喉科分野の企画に関与したことがあるが，井口部長にも1セクションを依頼している．彼はこの形式に関心を見いだしたようで，本書はそれに類似した形を取っている．読者が入りやすい点ではこの企画は成功していると思うが，何より強調したいのは，取り上げた症例の選択が素晴らしいことである．日常丁寧に患者さんを見ている証として豊富な写真が添えられている．本書の対象の主体は専門医試験を受ける程度の人たちであろうが，その内容は最新のトピックスも含み，疾患概念の変化まで網羅しており，ベテランの域に入った人たちにとっても参考になることが多い．個人的にも，概念整理をせねばと思っていた内容が実に効率的にまとめられているため，労力を軽減してもらい，ありがたく感じた．もちろん研修医レベルにとっても，その勉強に資するところは大きい．これだけの多量の知識をぎっしり詰め込みながら，窮屈には感じないのは，随所に挿入されたコーヒーブレイクやトピックスのおかげである．本書は当初私が予想していたものを遙かに凌駕しており，耳鼻咽喉科領域のベストセラーになってもおかしくない内容に仕上がっており，是非そうさせたいと願っている．

2012年4月　　　　　　　　　　　　　　　　　　　　　　　　　　　市　村　恵　一

# 序

　耳鼻咽喉科の診療を行っていて，これはどのように検査・診断・治療を進めていけば良いか苦慮することがあります．そのような場合，陥りやすい落とし穴（ピットフォール）についての知識があり，それに対処するコツを知っていると的確な診療を行うことが可能です．本書は，ピットフォールとその対処法について，クイズ感覚で読んで頂ける書籍として企画しました．

　通常の教科書とは異なり，症例ごとに Question & Answer という形式をとり，どこからでも気楽にパラパラとめくりながら読んで頂けるように，それぞれ2頁または4頁の読み切りとしました．日常臨床に即した形で疑似体験をして頂くために，病歴および局所写真や画像写真などを Question とともに最初の頁に提示しました．そして，鑑別すべき疾患を思い巡らして頂いた上で，次頁に Answer として，検査・診断・治療について解説を行うというスタイルにしました．

　症例は，「耳」「鼻副鼻腔」「咽頭」「喉頭」「頭頸部」「その他」の6つの部位に分類し，全部で50の症例を挙げています．内訳は，「見逃しやすい症例」「注意すべき症例」「診断に苦慮した症例」「新しい疾患概念が確立された症例」「新しい検査方法や治療方法が開発された症例」「比較的まれな症例」となっています．

　時代のニーズに沿った耳鼻咽喉科診療の知識と最新の情報が満載されており，若手からベテランまで幅広い先生方のお役に立てるものと確信しています．日常診療の中でピットフォールとなる盲点をついていますので，お手元に一冊おいて困った時に活用して頂ければ幸いです．

　その他，診療に関することだけではなく，クレーマーや迷惑患者に対する応対や，送り付け図書への対策といった社会医学的な側面についても触れています．また，随所にコーヒーブレークやトピックスを挿入しましたので，診療の合間に疲れた脳細胞をちょっと癒してください．

　執筆者は，過去に広島市民病院に勤務した経験があり，現在は大学病院や基幹病院で豊富に診療をこなしておられる中堅医師，および現在の当院医師を核としました．さらに，編者が岡山大学病院に在籍中に入局され，その後，各専門領域の第一線で活躍されている，岡野，福島，假谷，門田の4名の先生方に加わって頂きました．熱意を持って症例を集め貴重な時間を割いて寄稿して頂いた16名の執筆者に深謝致します．

　本書を発行するに当たり，機会を与えてくださるとともに監修を御快諾くださいました自治医科大学副学長市村恵一先生に，心から謝意を表します．また，本書発行のきっかけを作ってくださいました滝口耳鼻咽喉科医院院長滝口峻先生に厚くお礼申し上げます．最後になりましたが，一冊の本として纏めて下さいました金芳堂の三島民子様に感謝申し上げます．

　本書が耳鼻咽喉科診療の一助になれば望外の幸せです．

2012年4月

編集代表　　井　口　郁　雄

# 目　次

## 耳

| | | | |
|---|---|---|---|
| 症例 1 | 鼓膜より透見される赤色病変 | 井口郁雄 | 1 |
| 症例 2 | 耳処置にてめまい | 假谷　伸 | 3 |
| 症例 3 | 腎奇形，頸部瘻孔を伴う難聴 | 福島邦博 | 5 |
| 症例 4 | 高度難聴後めまい | 假谷　伸 | 7 |
| 症例 5 | 左耳後部腫脹 | 菅谷明子・片岡祐子 | 9 |
| 症例 6 | 変動する右感音難聴 | 福島邦博 | 11 |
| 症例 7 | 体重減少後の自声強調 | 井口郁雄 | 13 |
| 症例 8 | 低音障害型難聴 | 假谷　伸 | 17 |
| 症例 9 | 反復性感音難聴 | 皆木正人 | 21 |
| 症例 10 | 低音残存例の補聴器適合 | 井口郁雄 | 23 |
| 症例 11 | 小児の進行性・遅発性難聴 | 菅谷明子 | 27 |
| 症例 12 | 神経学的所見に乏しいめまい | 三浦直一 | 31 |

## 鼻副鼻腔

| | | | |
|---|---|---|---|
| 症例 13 | 左鼻閉と鼻出血 | 假谷　伸 | 35 |
| 症例 14 | 嗅覚障害を訴える喘息例 | 岡野光博 | 37 |
| 症例 15 | 鼻出血 | 綾田展明 | 41 |
| 症例 16 | 一側性副鼻腔陰影 | 綾田展明 | 45 |
| 症例 17 | 副鼻腔 CT にて高吸収域を認める例 | 岡野光博 | 49 |
| 症例 18 | 難治性副鼻腔炎 | 岡野光博 | 53 |
| 症例 19 | 難治性副鼻腔炎 | 堀　泰高 | 55 |
| 症例 20 | 一側性副鼻腔陰影 | 綾田展明 | 57 |

## 咽　頭

| 症例 21 | 舌根部腫瘤 | 江草憲太郎 | 59 |
| 症例 22 | リウマチで加療中咽頭痛出現 | 小野田友男 | 61 |
| 症例 23 | 咽頭違和感 | 野田洋平 | 63 |
| 症例 24 | 認知症のケースで摂食障害 | 花川浩之 | 65 |
| 症例 25 | 後頸痛を訴える女性 | 堀　泰高 | 67 |
| 症例 26 | 高熱，咽頭痛，経口摂取困難 | 堀　泰高 | 69 |
| 症例 27 | 咽喉頭違和感 | 堀　泰高 | 71 |
| 症例 28 | 貧血女性，咽喉頭違和感 | 堀　泰高 | 75 |

## 喉　頭

| 症例 29 | 局所に著変を認めない声帯麻痺 | 井口郁雄 | 77 |
| 症例 30 | 喉頭蓋腫脹 | 福増一郎 | 81 |
| 症例 31 | 喉頭白色病変 | 井口郁雄 | 83 |
| 症例 32 | 喉頭に潰瘍形成 | 江草憲太郎 | 85 |
| 症例 33 | 咽喉頭違和感 | 花川浩之 | 87 |
| 症例 34 | 喉頭蓋腫脹 | 銅前崇平 | 89 |

## 頭頸部

| 症例 35 | 右頸部に自壊する腫瘤 | 江草憲太郎 | 93 |
| 症例 36 | 滲出性中耳炎を伴う上咽頭腫瘤 | 小野田友男 | 95 |
| 症例 37 | 前頸部痛，嚥下痛 | 皆木正人 | 97 |
| 症例 38 | 左声門上隆起性病変 | 假谷　伸 | 101 |
| 症例 39 | 穿刺吸引細胞診で壊死性物質 | 門田伸也 | 103 |
| 症例 40 | 甲状腺腫瘤 | 門田伸也 | 105 |
| 症例 41 | 側頸部腫瘤 | 小野田友男 | 109 |
| 症例 42 | 頸部腫瘤 | 福増一郎 | 111 |
| 症例 43 | 側頸部腫瘤 | 小野田友男 | 113 |
| 症例 44 | 頸部腫瘤 | 野田洋平 | 115 |
| 症例 45 | 全身リンパ節腫大 | 銅前崇平 | 117 |

## その他

| | | | |
|---|---|---|---|
| **症例 46** | 多発脳神経麻痺 | 假谷　伸 | 119 |
| **症例 47** | 咽喉頭違和感，口唇浮腫 | 岡野光博 | 123 |
| **症例 48** | 咳 | 三浦直一 | 125 |
| **症例 49** | 嚥下障害 | 假谷　伸 | 129 |
| **症例 50** | 番外編：不当要求 | 井口郁雄 | 133 |

| | | |
|---|---|---|
| **参考資料** | | 137 |
| **索　引** | | 139 |

## コーヒー・トピックス一覧

| | | |
|---|---|---|
| COFFEE BREAK | 外耳道異物の種類（井口郁雄） | 12 |
| COFFEE BREAK | 耳手術後の包帯（井口郁雄） | 19 |
| TOPICS | 心因性難聴のピットフォール（假谷 伸） | 20 |
| COFFEE BREAK | 耳鳴の進化論的考察（福島邦博） | 30 |
| TOPICS | 鼻茸の世界（岡野光博） | 40 |
| COFFEE BREAK | 鼻出血（綾田展明） | 44 |
| COFFEE BREAK | アスピリン喘息（綾田展明） | 47 |
| COFFEE BREAK | 待合室で患者さんがCPA（井口郁雄） | 48 |
| TOPICS | 鼻・副鼻腔における真菌の検出（岡野光博） | 52 |
| COFFEE BREAK | 外耳道異物の摘出方法（井口郁雄） | 62 |
| COFFEE BREAK | 絵カードを使用した診察（井口郁雄） | 73 |
| COFFEE BREAK | 電子聴診器（菅田研一） | 80 |
| COFFEE BREAK | パルスオキシメータ（菅田研一） | 92 |
| COFFEE BREAK | エコーガイド下細胞診・組織診（皆木正人） | 100 |
| TOPICS | 頭頸部癌治療における感染創部処置（門田伸也） | 108 |
| COFFEE BREAK | 額帯鏡（井口郁雄） | 110 |
| COFFEE BREAK | 眼窩内側壁骨折（綾田展明） | 114 |
| TOPICS | ミクリッツ病（江草憲太郎） | 122 |
| COFFEE BREAK | 呼吸器感染症以外での慢性咳嗽の鑑別と治療（三浦直一） | 128 |
| COFFEE BREAK | 魚骨がない？（井口郁雄） | 132 |

## 症例 1

**12歳，男児**

主 訴｜左難聴
既往歴｜中耳炎
現病歴｜学校検診にて左難聴（図1）を指摘され，近医耳鼻科受診．鼓膜は拍動性の赤色病変により膨隆していた（図2）．

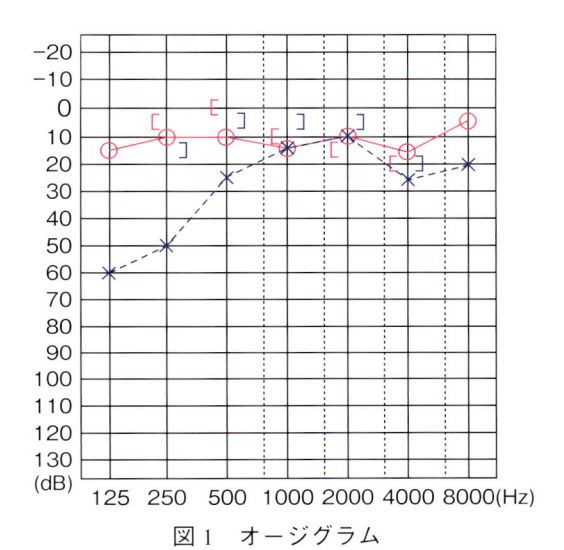

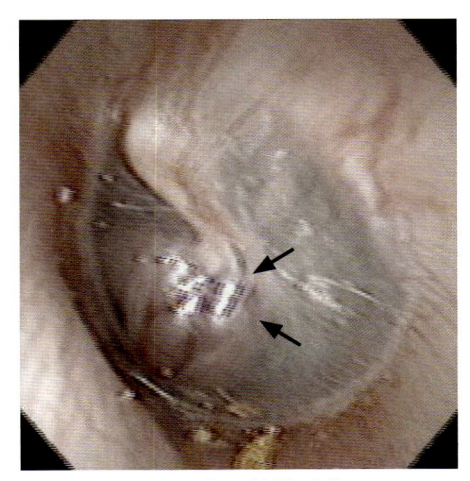

図1　オージグラム

図2　左耳鼓膜所見

**Question 1** 鑑別すべき疾患を3つ挙げよ．

**Question 2** 処置で注意すべきことは？

## Q1 Answer　① 内頸動脈走行異常，② 高位内頸静脈，③ グロームス腫瘍

鼓室内に赤色病変がみられるケースを診察した場合は，上記を疑い，検査を進める．

これらの鑑別には耳 Target CT 検査が最も有用．必要に応じ MRI，血管造影を追加．

このケースは，CT では，右内頸動脈の頸動脈管が鼓室内に突出して走行しており，鼓室内では動脈管の骨壁欠損を認め，内頸動脈の鼓室内走行異常例と診断した（図3）．また，難聴の治療は困難であると説明した．

グロームス腫瘍では（図4），カテコールアミン産生例もみられる．その他の鑑別に高位内頸静脈，神経鞘腫が鑑別に挙がる．

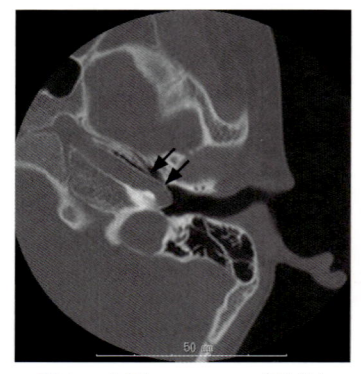

図3　左耳 TargetCT（軸位）

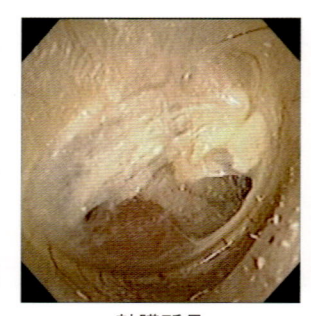

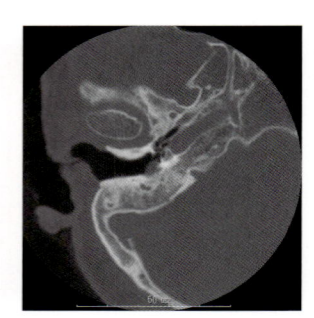

鼓膜所見　　　　CT

図4　グロームス腫瘍（70歳，女性）

## Q2 Answer　鼓膜切開術などの処置

滲出性中耳炎との鑑別が必要となるケースがあり，滲出性中耳炎と診断して，鼓膜切開術，鼓室穿刺術などの処置の際に血管損傷をきたすと，大量出血により致死的な状態を招くことがある．そのため細心の注意を必要とし，日常での鼓膜視診は顕微鏡下の観察処置が必須である．乳幼児や外耳道突出例などの外耳道が狭いケースでは特に留意する．グロームス腫瘍では，腫瘍を触った刺激により急激に血圧上昇をきたすので診察時に注意が必要．

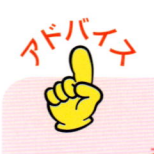

**アドバイス**

鼓室内赤色病変例を診た場合には，まず，確定診断の目的で画像検査を行う．安易な鼓膜切開術は行わない．

## 症例 2

**62 歳，女性**

| | |
|---|---|
| 主　訴 | 耳処置の際のめまい． |
| 既往歴 | 30 年前に他院で右耳慢性中耳炎手術． |
| 現病歴 | 近医耳鼻科にて定期的に術後の耳処置を受けているが，耳処置を受けた時のみ激しい回転性めまいが数分間出現するため，精査目的に紹介された． |
| 現症および検査所見 | 右耳は外耳道後壁削除型の鼓室形成術が施行されており，外耳道は乳突洞方向に広く拡大しているが，びらんや耳漏はなく，乾燥した耳垢が薄く付着していた．耳垢を除去しようとすると激しいめまいを認めた． |

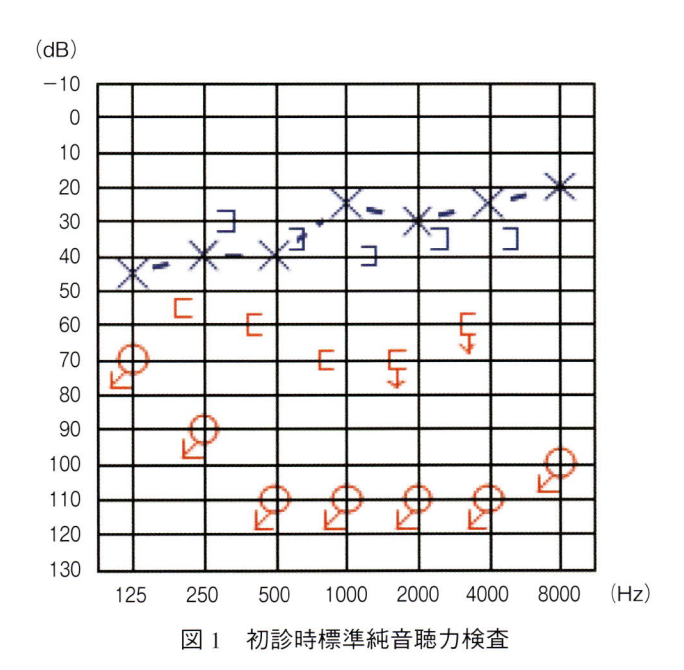

図 1　初診時標準純音聴力検査

**Question 1**　どのような検査を追加で行うか？

**Question 2**　患者に提示する今後の治療の選択肢は？

## Q1 Answer　瘻孔検査，CT 検査

　診察時に外来ですぐに行うことができる検査として，ゴム球で外耳道に加減圧を加え，一過性にめまいや眼振が出現するか否かを確認する．画像検査としては CT が有用である．本症例では拡大された外耳道の後上壁部の耳垢に触れた際にめまいと眼振が誘発され，外耳道の加減圧によっても同様の所見を認めた．CT により右耳の外側半規管瘻孔が明らかとなった．

図2　患側の水平断 CT　　　　　図3　健側の水平断 CT

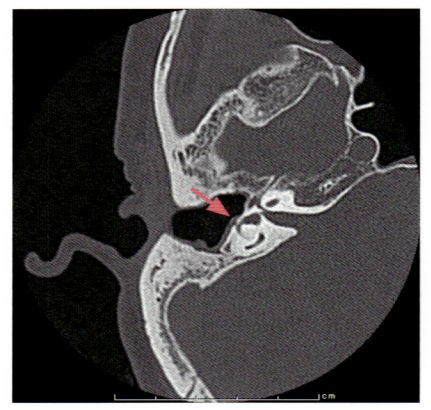

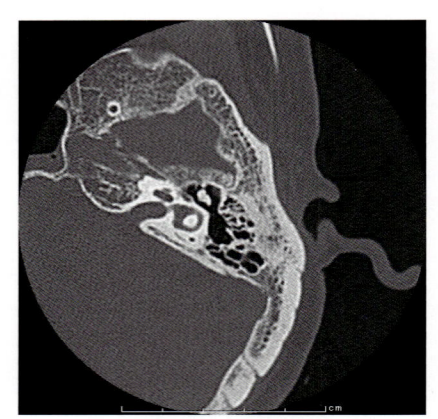

## Q2 Answer

　本症例は蝸牛機能は廃絶しているものの，前庭機能が残存しており，外側半規管瘻孔部への刺激によってめまいが誘発されている．耳内は上皮化しており，びらんや耳漏もないことから，少なくとも現時点では内耳炎や髄膜炎をきたす可能性は低いと思われる．患者へ提示する治療選択肢に，対症療法として**瘻孔部の耳処置**を慎重に行うことが挙げられる．不用意に耳垢を除去し上皮を損傷した場合は，外リンパ瘻となる可能性があり，注意を要する．根治的には外科的な**瘻孔閉鎖術**が挙げられる．

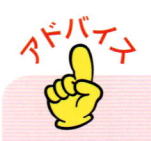

> **アドバイス**
> 内耳瘻孔では，瘻孔部に感染をきたさないよう注意する．特に他院での耳の手術歴がある場合，疾病の影響や手術操作により耳内の形態がどのように変化しているか画像検査で確認する必要がある．

## 症例 3

**22歳，独身女性**

| | |
|---|---|
| 主　訴 | 難聴の精査. |
| 既往歴 | 小児期には中耳炎を反復しており，中学生の頃に難聴とタンパク尿を指摘されていたが放置していた．また，頸部腫瘤で手術を受けているが，詳細を記憶していない．頸部の術創部を図1に示す. |
| 家族歴 | 家族には難聴なし． |
| 現病歴 | 職場検診でも，タンパク尿を再度指摘され，慢性腎炎症候群として当院内科紹介となる．腹部エコーで右腎の低形成を指摘される．先天奇形症候群を疑われ，他科精査を受けるが特に明らかな異常を指摘されなかった． |
| 耳科学的所見 | 視診上，鼓膜所見では特記するべき所見を認めないが，耳前部には先天性耳瘻孔を認めた．聴力検査では，中等度混合難聴を認めた（図2）． |

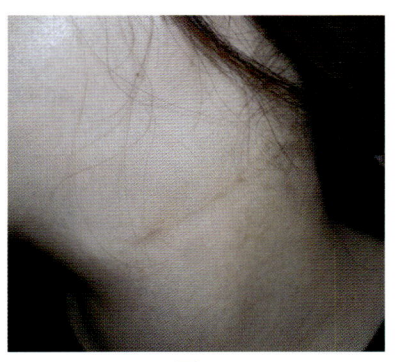

図1

図2

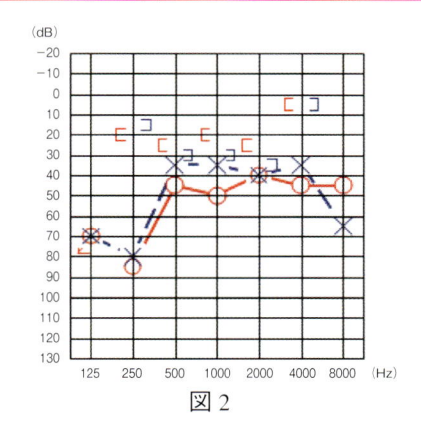

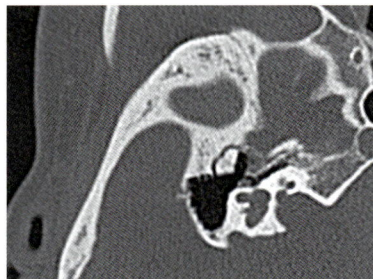

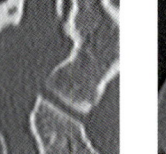

図3　側頭骨 CT 像

**Question 1**　最も疑われる診断は？

**Question 2**　側頭骨 CT 像の所見は？

## Q1 Answer　BOR症候群

　厚生労働省研究班の診断基準[1]（http://www.med.kobe-u.ac.jp/borsyn/bor.html）では，家族歴のない患者では，以下の主症状を3つそれ以上，あるいは主症状を2つと副症状を2つそれ以上，家族歴のある患者では，主症状を1つそれ以上伴うものを，BOR症候群の診断基準として提唱している．その中の主症状としては，

① 第2鰓弓奇形：鰓溝性瘻孔あるいは鰓溝性嚢胞がある．鰓溝性瘻孔は胸鎖乳突筋の前方で，通常は頸部の下方1/3の部位の微小な開口．鰓溝性嚢胞は胸鎖乳突筋の奥で，通常は舌骨の上方に触知する腫瘤．

② 難聴：程度は軽度から高度まで様々であり，種類も伝音難聴，感音難聴，混合性難聴のいずれもありうる．

③ 耳小窩：耳輪の前方，耳珠の上方の陥凹

④ 耳介奇形：耳介上部の欠損

⑤ 腎奇形：腎無形成，腎低形成，腎異形成，腎盂尿管移行部狭窄，水腎症，膀胱尿管逆流症などを呈する．

　原因遺伝子としてはEYA1およびSIX5遺伝子の変異が知られており，常染色体優性遺伝性難聴の内でも比較的頻度の高い疾患である．

## Q2 Answer

　一般的にBOR症候群では，①外耳道奇形（外耳道閉鎖，狭窄）②中耳奇形（耳小骨の奇形，変位，脱臼，固着．中耳腔の狭小化，奇形），③内耳奇形（蝸牛低形成，蝸牛小管拡大，前庭水管拡大，外側半規管低形成），④副耳，⑤その他（顔面非対象，口蓋奇形）などが伴うとされている．本症例では，1）短く，回転の少ない蝸牛，2）外側半規管の低形成，3）中頭蓋・後頭蓋の角度の異常，4）内耳道の嚢胞状拡大，5）耳小骨の外側変位がこの側頭骨所見から確認できる（図3）．

### 参考文献
1) 厚生労働省研究班「鰓弓耳腎症候群に関する調査研究班」診断基準
　 http://www.med.kobe-u.ac.jp/borsyn/bor.html

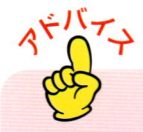

> **アドバイス**　多様な中耳・内耳奇形を伴う側頭骨画像所見を認める場合には，BOR症候群は鑑別の一つになり得る．過去の病歴の確認と，頸部・腹部の精査が必要である．

## 症例 4

| | |
|---|---|
| | 32歳，男性 |
| 主　訴 | 左耳閉感 |
| 既往歴 | 特記すべきことなし． |
| 家族歴 | 特記すべきことなし． |
| 現病歴 | 1〜2年前から左耳の耳閉感が時々あり，最近，頻度が増してきたため来院．受診時には特に自覚症状なし．めまい，耳鳴を自覚したことはない．右耳は幼少時に中耳炎を反復してから聞こえなくなった． |
| 現症および検査所見 | 耳鏡所見は正常で，注視眼振はなく，聴力検査は図1のごとくであった． |

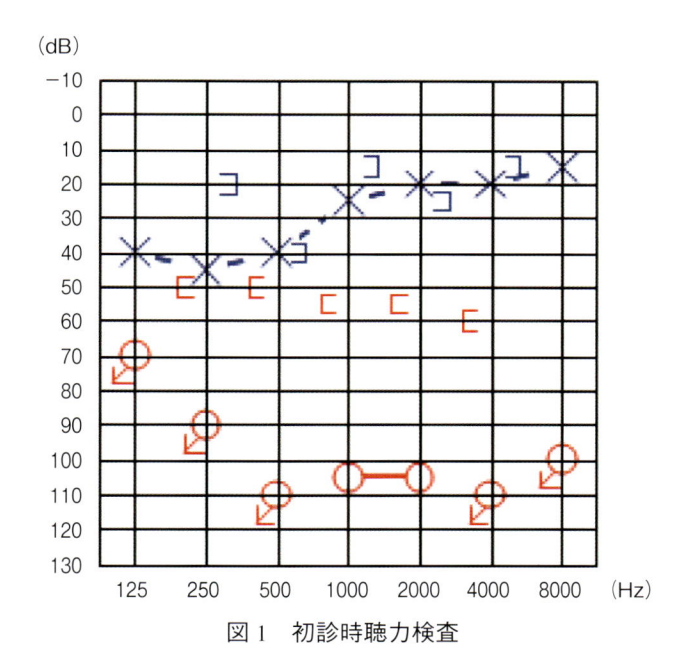

図1　初診時聴力検査

**Question 1**　左耳で最も考えられる疾患は？

**Question 2**　原因として考えられるものは？

## Q1 Answer　遅発性内リンパ水腫

　遅発性内リンパ水腫とは，高度の感音難聴をもつ症例が難聴の発症から数年〜数十年以上の後に回転性めまいなどが起こる疾患である．先に存在する高度難聴のある耳に起きる同側型と，高度難聴のある耳の反対耳に発症する対側型がある．典型的には変動する感音難聴と回転性めまいを主徴とするが，発症初期にはめまいを欠く症例がある．本症例の初診時聴力検査では左250Hzの骨導閾値の悪化が認められていない．骨導値は誤差が出ることが多く，結果の解釈には注意が必要である．他の所見と合わせて総合的に判断することが重要である．また，耳閉感は耳管障害や中耳疾患のみならず，内耳疾患でも認められることがあるという点にも注意する．

## Q2 Answer　右耳の高度感音難聴

　本症例は対側型の遅発性内リンパ水腫と思われる．小脳橋角部腫瘍の否定と右耳の精査目的で施行したCT，MRIにより右内耳奇形が確認された．CTでは前庭の拡大と蝸牛の低形成を認め，Mondini型内耳奇形を呈している（図2）．左耳には有意な所見は認められない（図3）．MRIでは右蝸牛の嚢胞様変化が認められる（図4）．内耳奇形そのものは出生時から存在するものであるが，表現形としての難聴は幼少時に残聴があったとしてもその後進行する場合があり，感音難聴の鑑別診断として常に念頭に置いておく．本症例は患者の記憶による限りでは耳の画像検査を受けたことがなく，結果として30歳代で初めての診断となった．

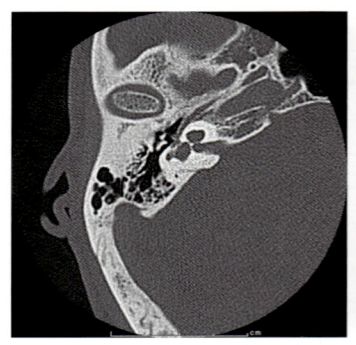

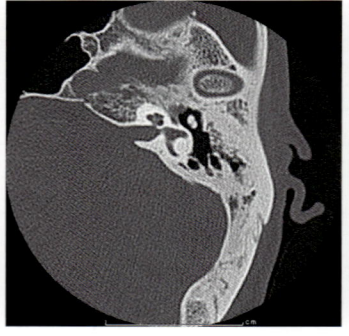

図2　水平断CT（右耳）　　図3　水平断CT（左耳）　　図4　T2強調MRI

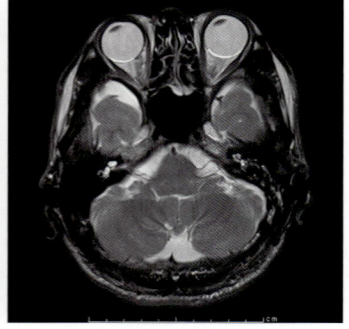

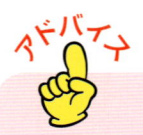

> **アドバイス**
> 患者の訴えが耳閉感のみであっても内耳疾患を鑑別から外してはならない．若年性の感音難聴症例や左右差のある感音難聴症例では画像検査を行うことが望ましい．

## 症例 5

**5歳，男児**

**主　訴**：左耳漏，左耳後部腫脹．

**現病歴**：1年前より左滲出性中耳炎に罹患し，近医で加療を受けていた．4か月前より左耳漏が持続し，内服加療にても改善なく経過した．2日前より左耳後部の腫脹が出現し，当科を紹介受診．受診時の局所所見および側頭骨CT画像を図1～4に示す．

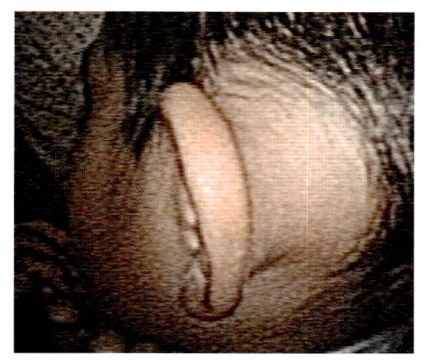

図1　左耳後部所見

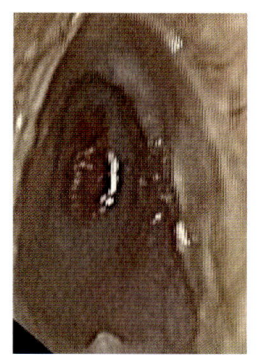

図2　左鼓膜所見

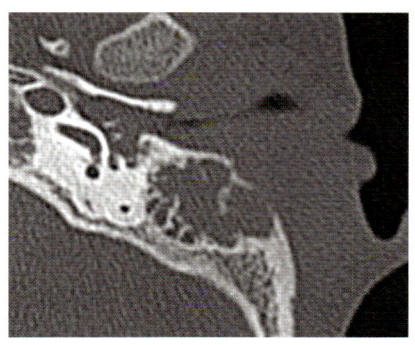

図3　左側頭骨CT所見（軸位断）

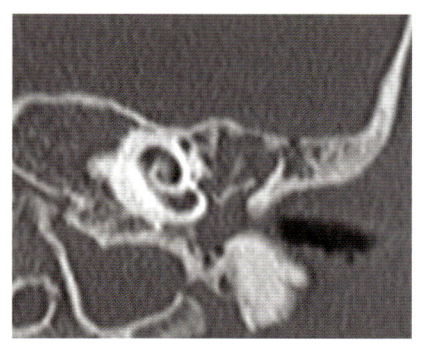

図4　左側頭骨CT所見（冠状断）

**Question 1**　最も考えられる疾患は？

**Question 2**　この症例の治療方針は？　また，その際に留意する点は？

## Q1 Answer 急性乳様突起炎

　急性中耳炎の炎症が乳突蜂巣にまで及び，同部位の粘膜腫脹や肉芽形成が起こり，換気・排膿が困難となる状態．重症化すると骨膜下に膿瘍を形成し，皮下に炎症が波及することがある．急性中耳炎の 0.001〜0.03％程度と非常に稀である．通常，中耳炎感染より約 2〜3 週間後に再度の発熱，耳痛，耳後部の発赤・腫脹，耳介聳立（図 1）にて発症するが，中耳炎感染から数日以内に発症することもあり，注意が必要．この疾患の特徴を以下にまとめた．

> 特徴：①上気道症状や急性中耳炎が先行する．
> 　　　②乳幼児，特に 2 歳未満に多い．
> 　　　③起炎菌は肺炎球菌の PISP（ペニシリン中等度耐性肺炎球菌）や PRSP（ペニシリン耐性肺炎球菌）が多い．

## Q2 Answer 抗菌薬投与，切開排膿，乳突削開術

　一般に急性乳様突起炎の初期治療は抗菌薬投与，鼓膜切開，局所の切開排膿および洗浄を行う．抗菌薬の選択としては，肺炎球菌をターゲットに ABPC（150mg/kg/日，分 3）で点滴静注を開始するが，PRSP，BLNAR（βラクタマーゼ非産生アンピシリン耐性インフルエンザ菌）が起炎菌の場合，PAPM/BP（70mg/kg/日，分 3）の使用が望ましい．本症例のような重症例では切開排膿を行うが，その際骨膜まで切開し，十分に排膿した上で洗浄を行うことが重要である．抗菌薬に反応が乏しい例，骨破壊が顕著な例，頭蓋内病変を認める例，真珠腫や腫瘍が疑われる例では，乳突削開術が適応となる．

　本症例は皮下の腫脹，骨破壊が顕著のため，乳突削開術を行った．術中，乳突洞入口部を閉鎖するような真珠腫を認め，鼓室形成術に変更し，上鼓室まで削開を拡大，真珠腫を摘出した．本症例のように，年長で発症する急性乳様突起炎では真珠腫の存在も念頭に入れて，乳突削開術時に，必要に応じて削開を拡大し，真珠腫が存在しないかを確認することも重要である．診断の際に CT 検査では乳様突起炎と真珠腫の鑑別は困難なことが多く，確定診断には MRI 拡散強調像が有用である．

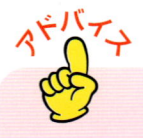

> **アドバイス**
> 急性乳様突起炎の好発年齢は 2 歳未満であり，年長で発症する児では真珠腫の存在も念頭に入れて，検査，治療方針を決定する．

## 症例 6

**45歳，女性**

- **主　訴**：聞こえの違和感．
- **既往歴**：橋本病にて，現在チラーヂンS内服中．
- **現病歴**：3か月前から右耳がつまる感じ，声が響く感じが出現した．近医耳鼻科受診し，投薬加療を受け，さらにMRIにて副鼻腔炎を指摘されて耳管通気療法などを継続していた．改善しないため他医を受診し，鼓室穿刺も受けたが症状に変化ないとして当院紹介となる．自覚症状では右耳の耳閉感と，拍動性耳鳴が継続している．また強大音を聞いた時の不快感が強く，時にフラフラする感じを自覚しているが，はっきりしためまいのエピソードはない．
- **耳科学的所見**：視診上特記すべき所見を認めない．
- **検査所見**：聴力検査（図1，表1）
右耳の軽度難聴を認める．難聴の程度は，聴力検査のたびに変動していたが，常に右耳の軽度難聴を示していた．
側頭骨CT（図2）

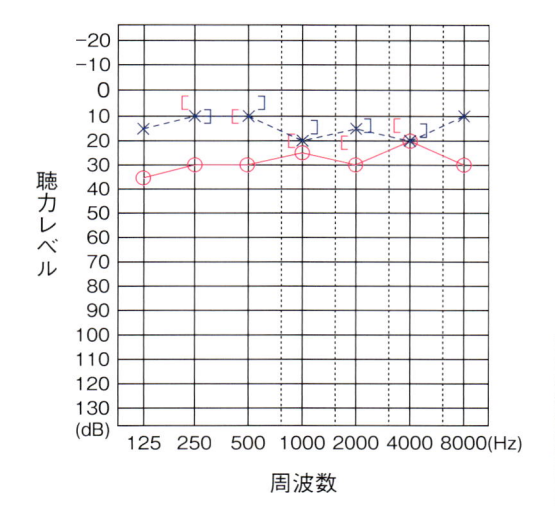

図1　聴力検査

**表1　SISIテスト**

|  | 右 | 左 |
|---|---|---|
| 500Hz | 65% | 15% |
| 1,000Hz | 70% | 10% |
| 2,000Hz | 80% | 10% |
| 4,000Hz | 90% | 10% |

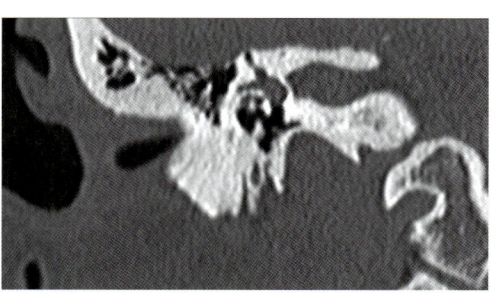

図2　側頭骨CT所見

**Question 1**　検査所見から考えられる診断名は？

## Q1 Answer　上半規管裂隙症候群（superior canal dehiscence syndrome：SCDS）

　上半規管裂隙症候群は上半規管上部の骨迷路の裂隙を生じ，瘻孔症状やTullio現象，難聴をきたすとされる（Minor LB），比較的新しい疾患概念である．画像的には中頭蓋窩天蓋や上錐体洞近傍の上半規管周囲に骨欠損を生じていることを確認して診断できる．本疾患に伴う難聴の特徴としては，一部に混合性難聴のパターンを示す変動性感音難聴であるとされ，しだいに進行してくることが知られている．聴覚医学的には前庭水管拡張症と類似した進行のパターンを示し，第三の窓（3$^{rd}$ wiondow：前庭窓，正円窓の他に，「3番目の」窓が開いている状態）による病態と考えられている．上半規管瘻孔経由で蝸牛に圧変化が持続的に生じることにより感音難聴を生じ，また，上半規管の裂隙によって骨伝導音に対する感度が増加し，見かけ上の骨導閾値の改善が伝音成分の原因と考えられている（瀧 正勝）．

　診断は一般的には高解像度の側頭骨CTで行われるが，false positiveも多く，その判断には注意が必要である（鈴木光也）．

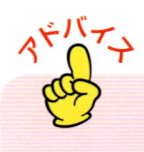

> **アドバイス**　変動する感音難聴では，上半規管裂隙症候群も念頭に置いて側頭骨画像を検討する必要がある．

---

### COFFEE BREAK

**外耳道異物：異物の種類**

　耳鼻咽喉科医であれば誰でも経験したことがある外耳道異物について，今回の執筆者にアンケートを行ってみた．

【異物の種類】
　虫（ムカデ，ゴキブリ，ダニ，蛾，蚊，蟻，ダンゴムシ，ウジ，コバエ，甲虫）
　海浜の砂，小石，下水の泥，金属粉末
　パチンコ玉，BB弾，ビーズ，アロンアルファ，綿棒の先，毛髪
　爪楊枝の一部，ティッシュペーパー，粘土，ピアスの一部，
　アサガオの種，植物の茎
　その他に，補聴器の部品やイヤーモールド，患者さんも入れたことを忘れていた年季の入った鼓膜チューブという回答もみられた．

## 症例 7

**45歳，女性**

| | |
|---|---|
| 主　訴 | 両耳閉感（特に左が強い）. |
| 既往歴 | 特記すべきことなし. |
| 現病歴 | 4か月前頃から両耳閉感あり. 近医耳鼻科受診. 耳管処置やビタミン薬などの薬物療法を受けたが改善はみられなかった. 1か月前から, 体重減少あり. 自分の声が左の耳に声が響き, フラフラする感じも出現し, 症状改善しないため精査加療目的で当科受診. |
| 鼓膜，外耳道 | 著変を認めない. |
| 平衡機能検査 | 注視眼振検査, 頭位眼振検査, 頭位変換眼振検査に異常なし. |
| 温度刺激検査 | CP を認めない. |

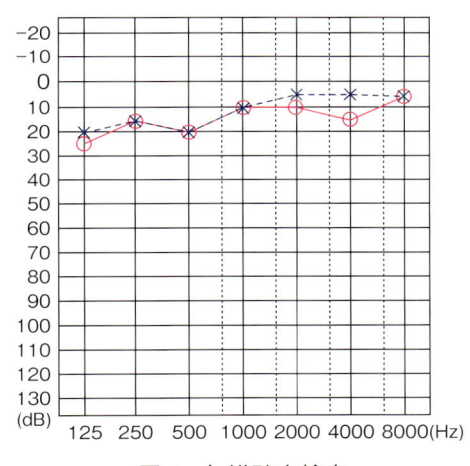

図1　気導聴力検査

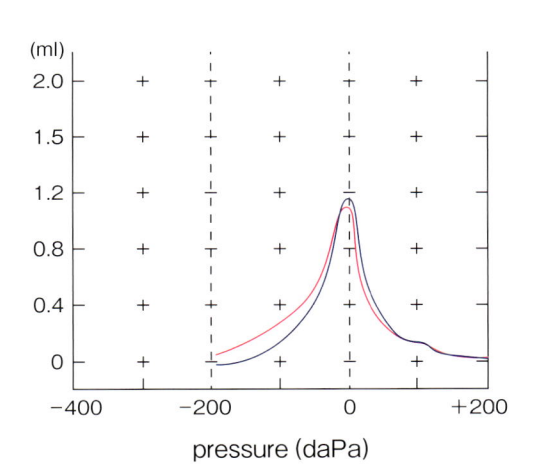

図2　チンパノグラム

| | 1KHz | 4KHz |
|---|---|---|
| 右 | 0% | 0% |
| 左 | 0% | 5% |

表1　SISI テスト

**Question 1**　問診で聞くべきことは？

**Question 2**　外来で行える診断方法は？

**Question 3**　治療方法は？

## Q1 Answer

①体重減少の有無，脱水の有無．
②妊娠が契機になっていないか．
③体位による症状の変化（自声強聴などがおじぎなどの前屈や臥位では改善され，座位や立位にて悪化）．
④鼻すすり癖の有無（鼻すすりにて症状が軽減する）．

両耳閉感を訴える疾患として耳管開放症，内耳障害，耳管狭窄症，滲出性中耳炎など疾患が鑑別として挙げられる．

この例では，近医での耳管処置やビタミン $B_{12}$，ATP の内服で改善がみられないこと，平衡機能検査や気導聴力検査，SISI テストに著変がみられないこと，体重減少に伴い自声強聴みられたことから耳管開放症を最も疑い問診を行った．耳管開放症では，上記のようなことを問診する．

## Q2 Answer　鼓膜の呼吸性動揺の確認

診察時には，顕微鏡下に呼吸性動揺の有無を観察する．患者に健側鼻孔を塞ぎ患側の鼻から深呼吸をしてもらい，鼓膜弛緩部，後上部の可動性を確認する．また，バルサルバ法を行ってもらい，鼓膜の膨隆がバルサルバ法の中断とともに即座に元の位置に戻る所見があれば診断に役立つ．

このケースでは，鼓膜後上部に呼吸性動揺がみられ，左耳管咽頭口に綿棒を挿入して自覚症状の消失を確認した（図3）．鼓膜後上部に 3M テープ® をパッチして確認，左耳閉感は軽減した（図4）．

オトスコープを用いて患者の深呼吸音を聞きとる方法もある．

他覚的診断方法として，チンパノグラム測定時に呼吸性動揺の有無の確認や耳管機能検査

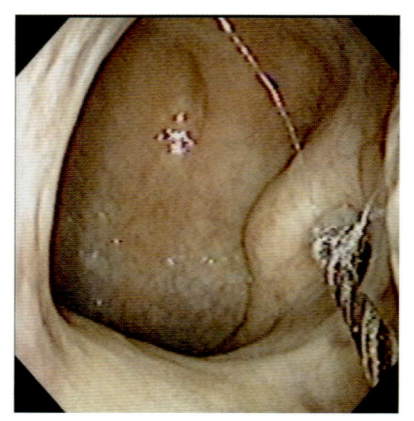

図3　左耳管咽頭口に綿棒挿入

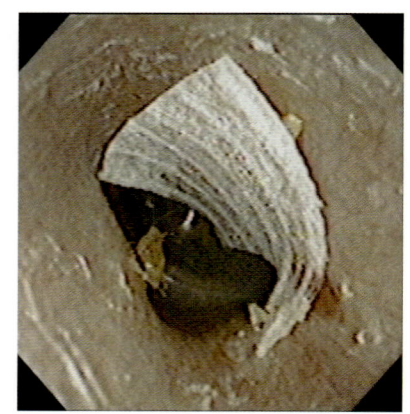

図4　鼓膜後上部に 3M テープ® をパッチ

のTTAGモードで外耳道と鼻咽腔の圧変化が呼吸に一致して同期して変化することの確認が有用である．

その他，「鼻すすり型耳管開放症」と呼ばれる，鼻すすりによって耳管を閉塞し症状を軽減消失できるタイプは滲出性中耳炎と間違われやすいので注意する．

## Q3 Answer

まず，疾患の病態について説明を行う．その際，当科では，鼓膜の呼吸性移動などの所見を電子スコープシステムを用いて録画後再生して説明に利用しているが，非常に役立っている．

本症例では診断と治療をかねて鼓膜後上部と外耳道後壁に跨るようにテープを接着させ鼓膜を補強した．

### 保存的療法
①生活指導，原因の除去

　　症状出現の原因となる脱水にならないように水分補給を行う．立ち仕事や長時間歩行を避けるよう指導する．原因が，ダイエットによる体重減少であれば体重増加，ピルの服用が原因と考えられる場合には内服中止とする．

②局所処置
　　＊耳管咽頭口への薬剤直接噴霧
　　　・ベゾルド末（サルチル酸：ホウ酸＝1：4）の噴霧
　　　・希釈ルゴールの噴霧（山下）
　　＊点鼻による耳管咽頭口への薬剤噴霧
　　　・生理食塩水（高原，小林）やプレマリン溶液の点鼻が報告されている．
　　　・グリセリンと生食を1：1で溶解させた液体をゼルフォーム®につけ注入（小川）．
　　　・口内乾燥向けの保湿ジェル（オーラルバランス®）を10対1の割合で混合したルゴールジェルの注入（小林）．

③薬物療法

　　漢方薬である加味帰脾湯の有効な症例がある．

　　低血圧が原因の場合は昇圧剤の投与が有用である．

④鼓膜補強療法（村上）

　　3Mテープ®貼付による鼓膜補強は外来で簡単に行うことができる（図4）．

### 手術的療法
①鼓膜補強療法
　中耳腔を開放し耳介軟骨を用いて鼓膜を補強する方法（村上）.
②耳管咽頭口粘膜下のアテロコラーゲン（佐藤）や自家脂肪の注入（守田）
③耳管ピンの挿入（小林）（図5）

　このケースでは，ベゾルド末の局所噴霧，3Mテープ®による鼓膜補強，加味帰脾湯内服にて耳閉感は軽快した．

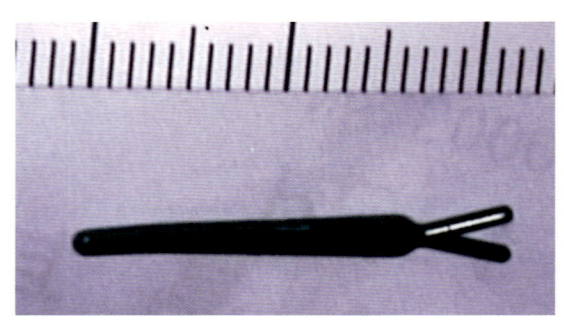

図5　耳管ピン

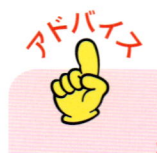

> 耳閉感や自声強聴を訴えるケースでは，耳管開放症を疑い問診，診療に当たる．

## 症例 8

**50歳，女性**

| | |
|---|---|
| 主　訴 | 右耳閉感 |
| 既往歴 | 特記すべきことなし． |
| 現病歴 | 20XX年7月13日より右耳閉感が出現．7月14日に入り右耳鳴も自覚し，近医耳鼻科を受診．低音部の感音難聴を指摘され，ステロイド，ビタミン$B_{12}$製剤とATP製剤の点滴を施行．その後，他院にて高圧酸素療法を施行．難聴は一時改善したが完治には至らず，8月に入り再び難聴が悪化したため同年8月10日に当院を紹介受診した． |
| 現症および検査所見 | 耳鏡所見は正常で，聴力検査は図1のごとくであった． |

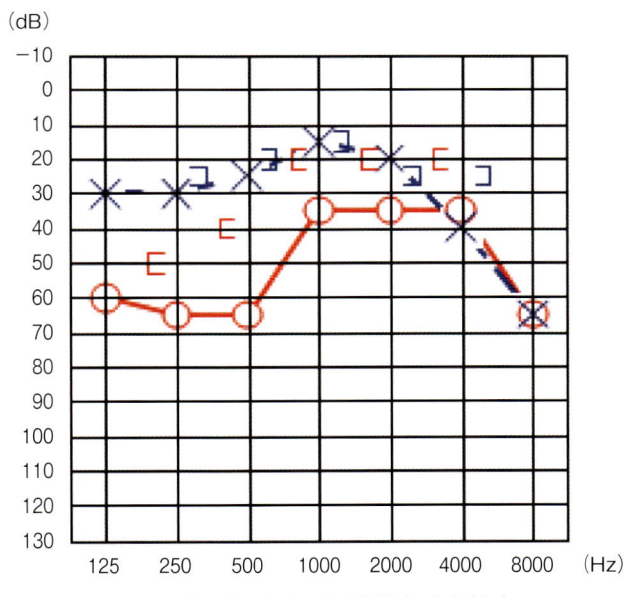

図1　当院初診時の標準純音聴力検査

**Question 1**　考えられる疾患は？

**Question 2**　今後の経過について患者にどのように説明するか？

## Q1 Answer 表1に示す．

　耳閉感，耳鳴で耳鼻科を受診したケースである．難聴の訴えがなかった点に注意が必要で，自覚症状として難聴がなくとも，聴力検査が必要であることを示す症例である．頭部の検査が行われていなかったことから小脳橋角部腫瘍否定目的でMRIを行ったが，特記すべき所見は認められなかった（図2）．本症例は現時点では急性低音障害型感音難聴と診断し，イソバイド®の単剤投与で経過をみたところ，2か月後には自覚症状は消失し，聴力検査上も聴力はほぼ左右差がない状態となった（図3）．初診時には表に示す疾患これらすべてを念頭において診察を行うが，本症例は前医からの情報として一時改善した感音難聴が再び悪化していることから突発性難聴は考えにくい．聴神経腫瘍の場合，ステロイドの投与によって一時的に症状が改善することがあり，小脳橋角部の精査は必ず必要である．また，力仕事や強い鼻かみ，ムンプス罹患の有無など誘因となる事項の詳しい問診も必須となる．本例はイソバイド®のみで改善を得たが，ステロイドの中止によって難聴が増悪する場合はステロイド依存性感音難聴の可能性を考慮する．

**表1　聴力検査にて急性感音難聴を示す代表的な疾患**

- 突発性難聴
- メニエール病
- 急性低音障害型感音難聴
- 聴神経腫瘍
- 心因性難聴
- ステロイド依存性感音難聴
- 音響外傷
- ムンプス難聴
- 外リンパ瘻
- 内耳奇形

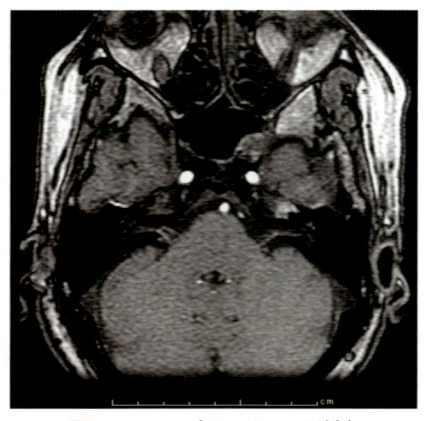

図2　MRI（アベレージ法）

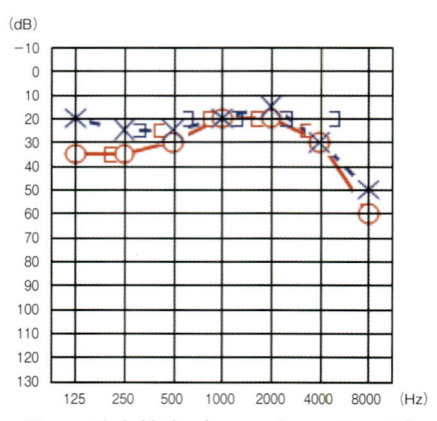

図3　聴力検査（20XX年10月5日）

## Q2 Answer

　急性低音障害型感音難聴は再発する可能性があることを患者に説明しておく必要がある．また，メニエール病の初期にはめまいが出現せず，蝸牛症状のみが消長するケースがある．今後，めまいが出現する可能性があり，その場合は診断名が変更になる可能性があることをあらかじめ説明しておけば，診断名が変わることによる患者の不信感を防止できる．

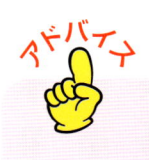

> **アドバイス**
> 耳閉感は内耳障害でもみられることがあり，患者が難聴を訴えていなくとも聴力検査は行うのが望ましい．

### COFFEE BREAK

**耳手術後の包帯**

　シアノアクリレートポリマー（ダーマボンド®）の登場で，当科ではドレーン挿入例以外は，耳手術後の耳後部創部のガーゼ交換および包帯固定を中止している（図）．包帯固定を経験したことのある真珠腫第二期手術例の患者からは，「頭部を絞めつけられた感じがなくなった」や「包帯が当たる部分のかゆみがなくなった」と好評で，看護師の負担も軽減された．また，抜糸が必要なくガーゼドレッシング材が不要なため診療材料費も半分以下と経費削減にも貢献している．ちなみに塗布したボンドは，約1〜1.5か月で自然脱落する．

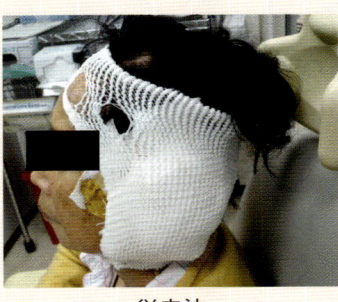

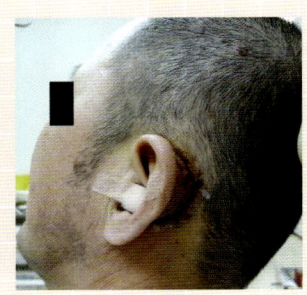

| 従来法 | シアノアクリレートポリマー（ダーマボンド®）塗布例 |

## ■ トピックス　心因性難聴のピットフォール

　日常診療で注意すべき症例を提示する．図1は難聴を主訴に来院した8歳女児の初診時聴力検査の結果である．本人の訴えでは急に聞こえなくなったとのことであった．耳鏡所見は正常であった．マスクをした状態で口元を隠し，少し小さめの会話音量で話をしたところ患児との会話が成立したため心因性難聴を疑い，他覚的聴力検査を追加した．聴性定常反応（ASSR）は正常で，蝸牛の外有毛細胞の機能を反映するとされている歪成分耳音響放射（DPOAE）では左右とも良好な反応を認めた（図2, 3）．本例では純音聴力検査で両側の感音難聴を示したことから容易に心因性難聴を疑うことができたが，片側性の感音難聴を示すデータが出た場合には注意が必要である．

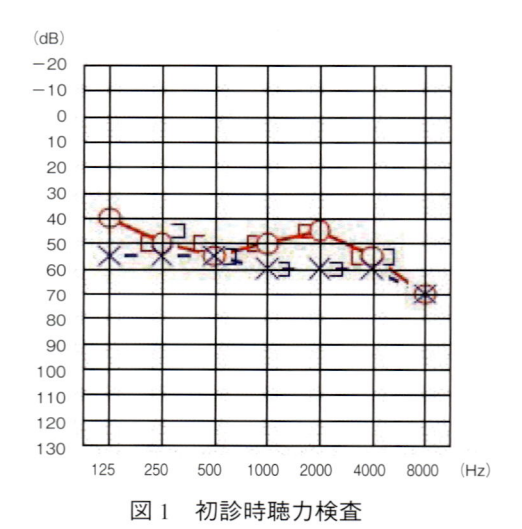

図1　初診時聴力検査

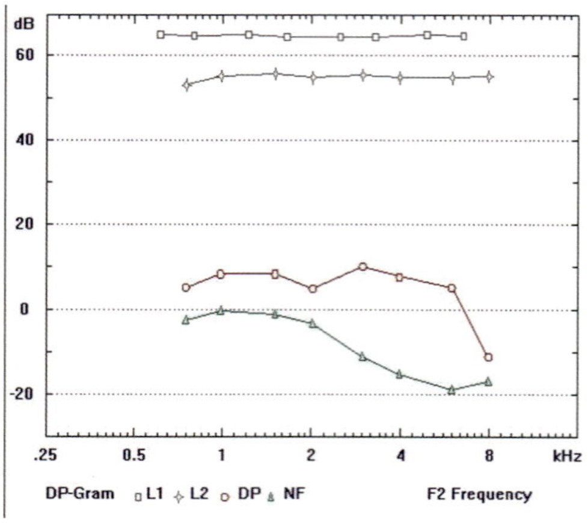

図2

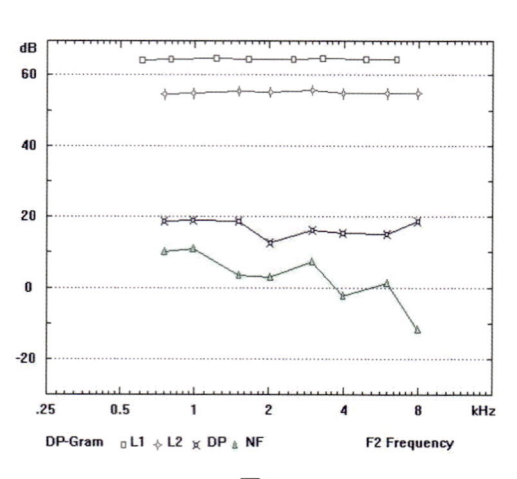

図3

## 症例 9

**65歳，男性**

| | |
|---|---|
| 主　訴 | 左耳閉感，聴覚過敏． |
| 既往歴 | 特記すべきことなし． |
| 現病歴 | 受診1年前に左耳閉感，聴覚過敏症状出現．近医耳鼻科受診で，左感音難聴を指摘された．突発性難聴としてステロイドの内服加療にて正常聴力に改善した．<br>X年6月6日より左耳閉感，聴覚過敏症状が再度出現．近医耳鼻科で再度ステロイド内服加療も聴力悪化傾向認め，当院紹介受診． |
| 鼓膜所見 | 異常なし |

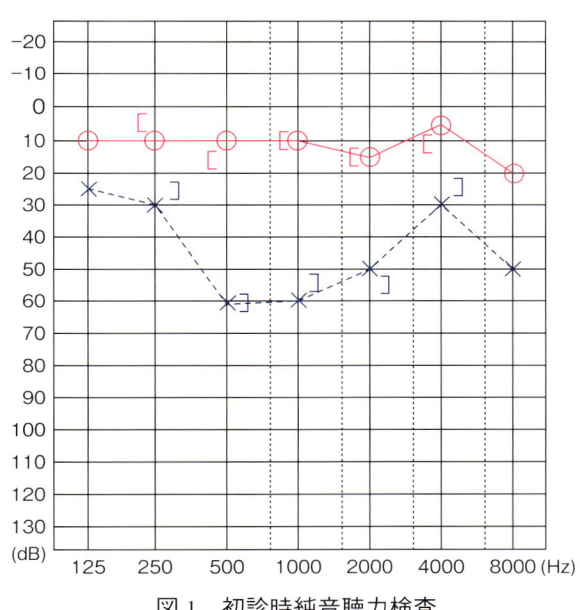

図1　初診時純音聴力検査

### Question 1　鑑別疾患を6つ挙げよ．

### Question 2　診断に必要な検査は？

## Q1 Answer 変動性感音難聴を示す代表的な疾患は下記の6つ．

①聴神経腫瘍，②メニエール病，③外リンパ瘻，④自己免疫性難聴，⑤梅毒性内耳炎，⑥心因性難聴

## Q2 Answer 上記疾患の診断に必要な代表的検査を表に示す．

| 聴神経腫瘍 | X線，自記オージオメトリー，カロリックテスト，ABR，MRI（Gd造影） |
| --- | --- |
| メニエール病 | グリセロールテスト，フロセミドテスト，蝸電図 |
| 外リンパ瘻 | 平衡機能検査，瘻孔症状検査，CT，試験的鼓室開放 |
| 自己免疫性難聴 | 血沈，CRP，一般免疫学的検査（IgG，IgM，IgA，RA，その他免疫異常に関連する検査） |
| 梅毒性内耳炎 | 梅毒血清反応 |
| 心因性難聴 | 自記オージオメトリー，ASSR，ABR，OAE，耳小骨筋反射 |

本症例では，突発性難聴に準じたステロイド点滴加療を実施し，聴力は一定周波数で改善傾向を示した．MRI検査で左内耳道に造影される8*5*4mm大の腫瘤を指摘され，聴神経腫瘍と診断．現在，定期的なMRIでの経過観察となっている．

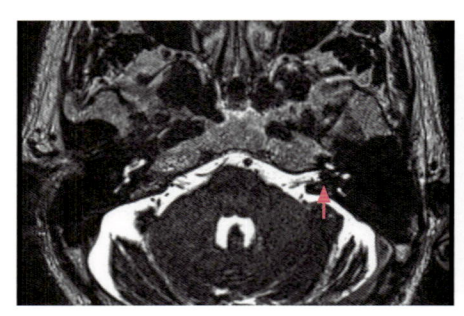

図2　T2強調画像　　　　　　　図3　T1Gd造影

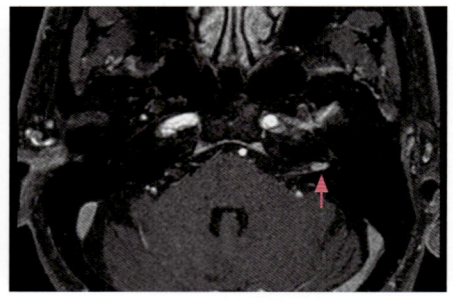

聴神経腫瘍では，進行性感音難聴が多いが，約20%前後の症例で急性感音難聴をきたし，突発性難聴との鑑別が必要．聴力像は一定ではないが，谷型を示すものが多く，報告例では50～77%とされる（突発性難聴では谷型は約10%）．

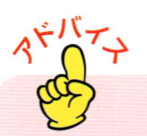

> **アドバイス**
> 反復する突発難聴例，後迷路性難聴例，進行性難聴例では聴神経腫瘍を念頭に置く．内耳道内の数ミリサイズの腫瘍では，内耳道拡大を呈しないので，造影MRIの実施を考慮する．

## 症例 10

**24歳, 女性, 作業療法士**

| | |
|---|---|
| 主　訴 | 検査機器の音がきき取りにくい. |
| 既往歴 | 特記すべきことなし. |
| 家族歴 | 特記すべきことなし. |
| 現病歴 | 中学生の時, 学校検診にて両側高音の難聴を指摘された. 近くの耳鼻科, 総合病院で加療するも改善なし. 学生時代に通学していた医学部附属病院耳鼻咽喉科を受診し, 補聴器を fitting されるも, 自分の声が響きハウリングのため装用に至らなかった.<br>就職後, 検査機器の音がきき取りにくく, 患者さんとの会話に困ることがあるので仕事に支障をきたし, 当科を受診. |
| 局所所見 | 鼓膜に著変を認めない. |

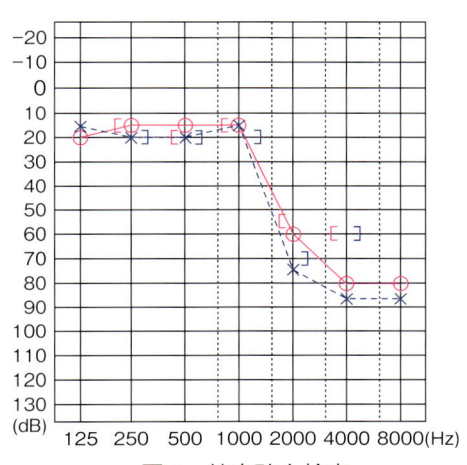

図1　純音聴力検査

表1　語音明瞭度検査

| 右 | | 左 | |
|---|---|---|---|
| dB | % | dB | % |
| | | 40 | 80 |
| 50 | 70 | 50 | 70 |
| 60 | 80 | 60 | 80 |
| 70 | 85 | 70 | 85 |

**Question 1**　このケースに有用と思われる補聴器は？

**Question 2**　補聴器適合の判定方法は？

**Question 3**　医師が補聴器適合を行うメリットは？

## Q1 Answer　オープンフィッティングの補聴器

　このケースのように，低音がほぼ正常で高音が障害されている難聴例では，耳栓の部分を大きく空けたものが有用である（図2）．

　補聴器を装用した場合の多い不満として「自分の声が響く」「こもった感じ」が挙げられる．通常の耳栓を用いた場合のように外耳道を閉塞した場合には，これらの症状のために補聴器装用が困難な場合もみられる．これを解決するために耳栓にベントを設定したり，傘の部分をカットしたりする工夫が行われてきたが，穴を大きくするとハウリングを起こすために，ある程度以上穴を大きくできなかった．近年のデジタル信号処理の進歩で，ある程度以上に耳栓部分に穴があいていてもハウリングを起こさなくなり，こもり感や自声強調の軽減もしくは解消が可能となった．このケースが学生時代に自分の声が響きハウリングのため装用困難であった理由は，上記のためと考える．

　ただし，オープンフィッテングの補聴器は1,000Hz以下の周波数は増幅しないので，低音部が40dB以上の難聴者は適応がないので注意が必要である．

　その他，技術の進歩により，雑音抑制機能，指向性機能，衝撃音低減機能，風雑音低減機能の開発，無線通信機能への応用などが行われるようになってきた．

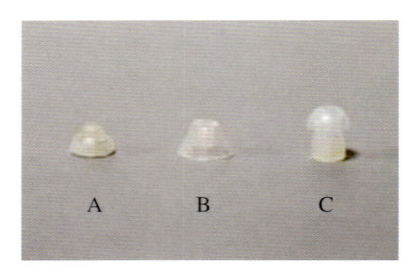

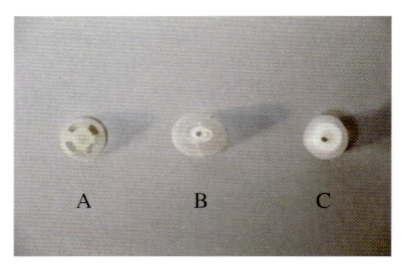

図2　耳栓各種
A, B：オープンフィッティングの耳栓
C　　：通常の耳栓

## Q2 Answer

　日本聴覚医学会では，調整された補聴器が難聴者に有効であるかどうか評価するための方法として「補聴器適合検査の指針（2010）」を定め，検査用CDを作成している（検査用CDは日本聴覚医学会に申し込めば入手可能）．
補聴器の適合状態の評価基準として下記の6項目を考慮した．
　（1）入力音圧が60dBSPL時の利得が十分か．
　（2）入力音圧が90dBSPL時の出力が不快レベル（UCL）を超えないか．

（3）装用時語音明瞭度が非装用時語音明瞭度に比べて同等またはそれ以上に保たれているか．
（4）雑音下で語音明瞭度がどの程度に保たれているか．
（5）補聴器を長時間使用する場合に，聴取される騒音は装用者の心理的許容レベルか．
（6）補聴器の効果は装用者の満足が得られる状態か．

また，語音明瞭度曲線または語音明瞭度の測定と環境騒音の許容を指標とした適合評価を必須検査項目として，実耳挿入利得の測定（鼓膜面音圧の測定）などの5つの検証方法を参考検査項目としている．

このケースでは，タイマーの音や体温計がピッピッピッという音などの検査機器の音がきこえるようになり，患者との会話でも間違いが減り，音場での補聴器装用閾値（ファンクショナルゲイン）結果などから有効と判断した（図3）．

補聴器店にて補聴器 fitting 後，補聴器の利得が不十分と判断した症例の音場検査結果を提示する（図4）．

日本耳鼻咽喉科学会の動きとしては，「補聴器販売のあり方に関する（社）日本耳鼻咽喉科学会の基本方針」を平成16年5月に決定した．また，平成17年を「管理医療機器としての補聴器元年」と位置づけ，難聴者がそのコミュニケーション障害に「有効な」補聴器を「適正に」選択して使用していくための診察と医学的助言を行う「補聴器相談医制度」を発足させた．補聴器の適応の有無，補聴器が適合しているかどうかの判断，補聴器装用後の聴覚管理は，補聴器相談医の重要な役割である．

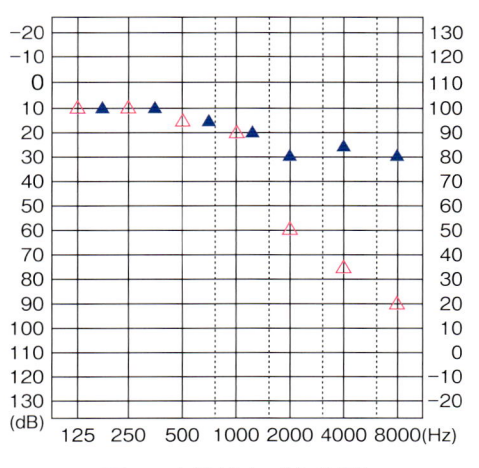

図3　音場検査（有効例）

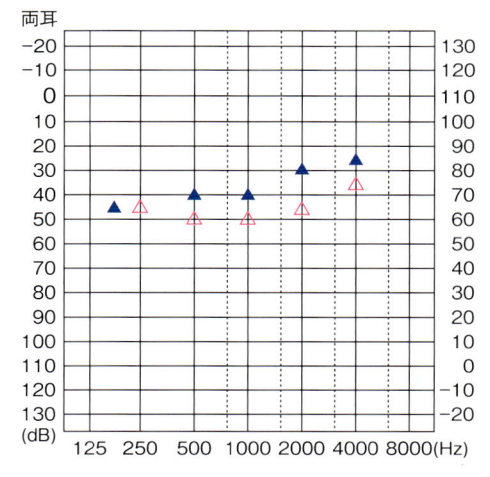

図4　音場検査（利得不十分例）

## Q3 Answer　耳鼻咽喉科医師が補聴器適合に関わることでのメリット

1) 姿勢の問題．
　医師は補聴器を補装具として考え，病歴，家族歴，意欲等から適合を考える．
2) 補聴器適応者の確認．医師は，患者にとって補聴器は本当に必要かどうかの視点から適応を確認する．
3) 補聴器の貸し出しや修理，機種変更がききやすい．
4) 医学的対応が可能．
　①手術や薬物投与により聴力改善が可能かどうかの診断・治療．
　② open タイプの術後症例や鼓膜穿孔症例のイヤーモールドの作製．
　　印象剤異物，誤注入等の可能性がきわめて低い．
　③補聴器適合の状況を客観的に判断可能
　④補聴器適合後の聴覚管理と聴力悪化時治療などの専門的対応．
　　外耳炎などによる耳漏の治療，補聴器装用中止などのアドバイス，聴力管理が的確にできる．イヤーモールドによる外耳炎の症例の局所写真を示す（図5）．
5) 乳幼児に対して，教育的立場から関わりを考慮して対応できる．
　乳児の補聴器適合とカウンセリング，教育機関との連携が可能である．

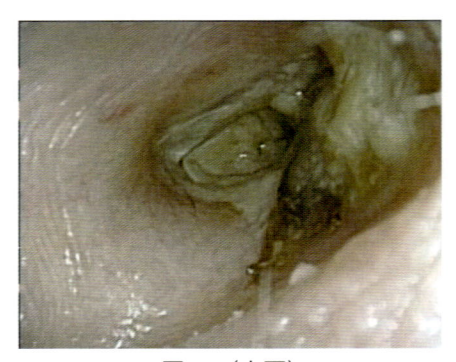

図5　（右耳）

### 参考文献
1) 細井裕司：補聴器この20年の進歩．日耳鼻 114（12）：905-911, 2011.
2) 日本聴覚医学会福祉医療委員会：補聴器適合検査の指針（2010）．Audiology Japan 53（6）：708-726, 2010.
3) 小寺一興：補聴の進歩と社会的応用．診断と治療社，2006.

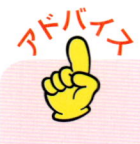

> **アドバイス**
> 低音がほぼ正常で高音が障害されている難聴例で自分の声が響いたりハウリングのために補聴器装用困難な場合，耳栓の部分に穴を大きく空けたオープンフィッティングの補聴器が役立つ．

## 症例 11

### ケース 1
5歳，男児

| | |
|---|---|
| 既往歴 | 特記事項なし． |
| 家族歴 | 特記事項なし． |
| 現病歴 | 新生児聴覚スクリーニング（newborn hearing screening：以下，NHS）はパスで，その後の言語発達は順調であった．3歳頃より聞き返しが多くなったが，4歳時に嘔吐下痢症に罹患した後から音に対する反応が急速に悪化．総合病院耳鼻科に入院して，ステロイド点滴治療を受けた．当科でABRを施行し，両感音難聴の診断で右耳に補聴器装用の上，療育を開始した．5歳時に急性回転性めまいを訴え，聴力検査で右聴力の悪化を認めたため，当科入院の上ステロイド点滴治療を施行． |

### ケース 2
4歳，男児

| | |
|---|---|
| 既往歴 | 特記事項なし． |
| 家族歴 | 特記事項なし． |
| 現病歴 | NHSにて両耳要精密検査とされ，その後精査機関にて両側難聴の診断を受けた．生後3か月より補聴器両耳装用を開始し療育を受けていた．4歳時にお風呂の中でめまい感を訴えて当科を受診，標準純音聴力検査にて右聴力に悪化を認めたため，当科に入院の上ステロイドの点滴治療を行った． |

**Question 1** どのような疾患を疑うか？

**Question 2** 行うべき検査は？

**Question 3** この疾患の特徴について述べよ．

## Q1 Answer　進行性・遅発性難聴

NHS でパスとなった児のうち，乳幼児期に聴力の急激な低下を示す例が認められる(図1)．頻度の高いものとしては，髄膜炎による内耳炎や前庭水管拡大症などがある．表1に進行性・遅発性感音難聴のリスクファクターを示す．このようなリスクファクターを有する児に対しては NHS 後も聴力の変動について注意し，フォローアップを行う必要がある．

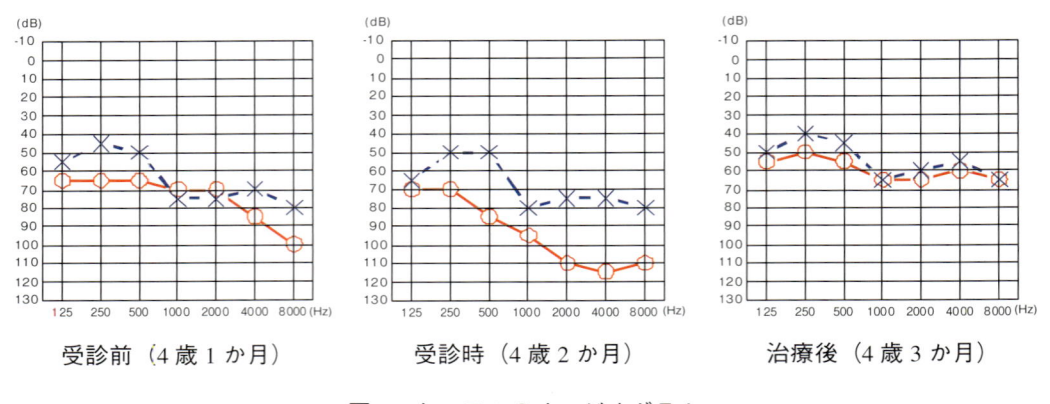

受診前（4歳1か月）　　　受診時（4歳2か月）　　　治療後（4歳3か月）

図1　ケース2のオージオグラム

### 表1　進行性・遅発性難聴のハイリスク因子 （JCH 2007 Position Statement による）

- 保護者・養育者による聴力，発話，言語および発達の遅滞の疑い．
- 難聴の家族歴．
- 感音難聴や伝音難聴および耳管機能障害をきたす症候群の兆候や所見．
- 細菌性髄膜炎を含む感音難聴をきたす出生後の感染症．
- サイトメガロウイルス，ヘルペス，風疹，梅毒やトキソプラズマなどの子宮内感染．
- 交換輸血を要する高ビリルビン血症，人工換気が必要な新生児肺高血圧症，ECMO を必要とする病態．
- 神経線維腫，大理石骨病や Usher 症候群などの進行性難聴を伴う症候群．
- Hunter 症候群などの神経変性疾患，Friedreich's ataxia や Charcot-Marie-Tooth syndrome などの感覚運動神経ニューロパチー．
- 頭部外傷．
- 3か月以上の反復性および遷延性の滲出性中耳炎．

## Q2 Answer　側頭骨CT・頭部MRIの撮影

　進行性の感音難聴でめまいを伴った場合は前庭水管拡大症などを鑑別に入れ，側頭骨CTや頭部MRIなどの画像検査を行う．側頭骨CTを撮影したところ，両側前庭水管の拡大および蝸牛・前庭の拡大を認めた（図2）．

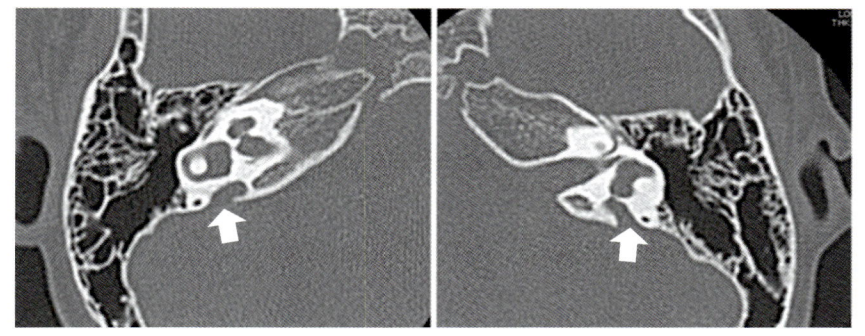

図2　側頭骨CT像（軸位断）

## Q3 Answer　しだいに進行する変動性感音難聴

　前庭水管拡大症は内耳奇形の中では最も多く，確定診断には側頭骨CTや頭部MRIなどの画像検査が有用である．側頭骨CT検査では前庭水管が拡大し前庭に直結している所見がみられ，頭部MRI検査では内リンパ嚢の拡大が認められる．また，半規管の異常，前庭の拡大，Mondini奇形を合併することがある．**しだいに進行する変動性の感音難聴が特徴で，頭部外傷などを機に増悪がみられ，めまいを伴うことが知られている**．高音漸傾型の聴力像が多いが低音部にA-Bgapを伴うことがある．こうした症例に遺伝子診断を施行すれば，*SLC26A4*に変異を認める場合がある．*SLC26A4*は常染色体劣性遺伝形式をとり，前庭水管拡大症を伴う非症候群性難聴の原因遺伝子である．また，Pendrin蛋白質をコードする遺伝子で，前庭水管拡大症や内耳奇形・感音難聴・甲状腺腫を伴う症候群性難聴であるPendred症候群の原因遺伝子とされる．

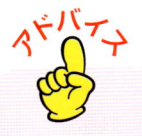

> **アドバイス**
> 前庭水管拡大症では，聴力の変動時にめまい発作が出現することがある．乳幼児期の進行性・遅発性難聴の症例では，前庭水管拡大症を念頭に入れ，側頭骨CT，頭部MRIなどを積極的に行う．

## COFFEE BREAK

### 耳鳴の進化論的考察

「人間は何を食べて生きてきたのか？」はよく語られるテーマである．しかし，現実には人間，特に初期のホモ属はむしろ食べられることによって進化してきた．たとえば，グルジア共和国ドマニシで発見された初期人類の個体には，2つの丸い穴が頭骨に空いていたという．穴は直径約2cm，間隔は10cm程度で，古代ネコ科の上顎犬歯の間隔に一致する．現代でもヒョウなどの捕食者は，獲物を捕らえた後，他の屍肉食動物に邪魔されないように木の上に引き上げてから食事を始めるが，この穴は，その時にできたものと考えられる．要するにドマニシ遺跡の初期人類は，「ヒョウの食ベカス」が化石化したものと考えられるのだ．

同時にこの遺跡では周囲から石器が発見されており，どうやらこの初期人類は捕食者の周囲をうろつき，食べ残しを集める，屍肉食動物そのものだったとも考えられる．つまり昼間はヒョウが木の上に引き上げた獲物を狙い，夜になると今度は自分たちがヒョウの獲物になっていたのかもしれない．日中と夜での，こうした競合関係の変化は，現生霊長類でしばしば観察される．昼間なら牙をむき出してヒョウに応戦するヒヒたちが，暗闇の中では捕食され，悲痛な叫び声だけを残して消えていく様子が報告されている．進化論的には，「どのようにすれば食べられないか」が淘汰の選択をもたらしたと考えられるので，ネコ科捕食動物からの夜の淘汰圧が，初期人類の体の大型化を進め，脳の容積を大きくした，と考える学者もいる．

しかし，こうした「暗闇から襲ってくる捕食者」に対する反応は，もう少し別な因子を現生人類である私たちに残しているのかも知れない．つまり，視覚の外からの「見えざる音源」に対して，恐怖や不安の反応を感じる個体だけが夜の襲撃から生き残ることができたと考えると，耳鳴のような正体のはっきりしない音に恐怖感を感じるヒトがいることは理の当然ともいえる．耳鳴に関するJastreboff理論では，「ネガティブな経験と結びついた（耳鳴りの）音の経験が，耳鳴りについての「闘争か逃走」の反応を引き起こし，情動反応を引き起こす」としている．霊長類は蛇を「先天的に」恐怖することが様々な種で報告されているが，同じ様な情動反応が耳鳴によって引き起こされるのだとすれば，こうした「見えざる音源に対する恐怖心」というのは進化論的にプログラムされた，ある程度生得的なプロセスであるのかもしれない．

現生霊長類は，こうした捕食圧とどう対決しているのだろう．最もよく使われる戦略は「警戒発声」である．捕食者によって異なる，様々な警戒発声を使い分けることは，アカゲザルを始め多くの霊長類でやはり確認されている．もしかすると音声による言語そのものも，「食べられる」ことによって進化してきたのかもしれない．

### 参考文献

1) ドナ・ハート，ロバート・W・サスマン著（伊藤伸子訳）：ヒトは食べられて進化した．化学同人，京都，2007．
2) Jastreboff PJ: Tinnitus & Hyperacusis Center, http://www.tinnitus-pjj.com/

## 症例 12

**51歳，男性**

| | |
|---|---|
| 主　訴 | 3日前にめまい，耳閉感が出現したが数分で治まったことがあった．<br>朝方トイレに行こうとした時，右難聴，めまい出現．めまいの症状が強く立ちあがれない状態となり，救急外来受診．CT撮影（図1）にて異常所見なく突発性難聴の診断にて耳鼻科紹介． |
| 既往歴 | 高血圧，高脂血症，糖尿病． |
| 身体所見 | 血圧（216/136mmHg），脈拍（87回），SpO₂（98％）<br>左向きの定方向性水平回旋性混合性眼振．<br>呂律困難なし，指鼻指試験は十分に施行できないが右でやや稚拙な印象．<br>脳神経症状異常なし．四肢麻痺なし． |
| 検査所見 | 標準純音聴力検査にて右感音性難聴を認める（図2）． |

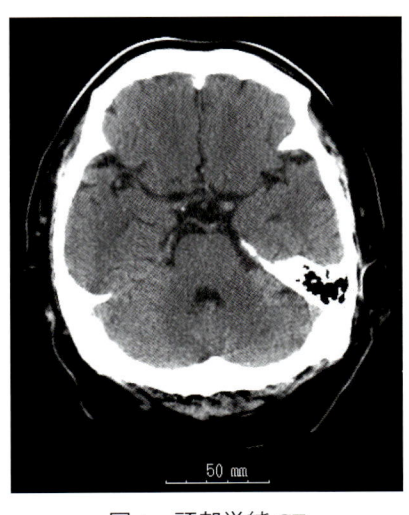

図1　頭部単純 CT

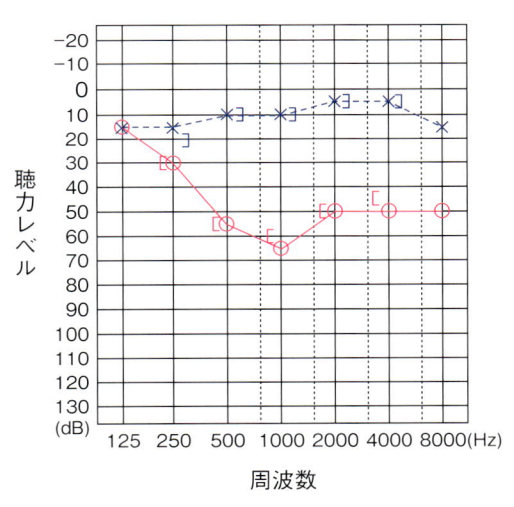

図2　標準純音聴力検査

**Question 1**　鑑別疾患は？

**Question 2**　最も疑うべき疾患は？

**Question 3**　確定診断に必要な検査は？

## Q1 Answer
末梢性のもの：メニエール病，突発性難聴，内耳炎，外リンパ瘻など
中枢性のもの：小脳および脳幹の梗塞・出血，聴神経腫瘍など

## Q2 Answer　小脳梗塞

　今回の症例では，CTにて異常は認められておらず，神経所見は乏しいため，突発性難聴を疑うが，急性発症で，高血圧，高脂血症，糖尿病の既往があり，また，十分には施行できなかったが指鼻指試験（☞図4）にてやや稚拙な印象があった．受診時に異常な高血圧を認めているため，小脳や脳幹の梗塞を必ず否定する必要がある．

## Q3 Answer　頭部MRI（拡散強調画像）

　脳梗塞が発症しても，その範囲が小さい場合最初の数時間から十数時間の間はCT上明瞭な変化がみられないのが普通である．また，小脳や脳幹はアーチファクトの影響のため判読困難なことが多い．MRIの拡散強調画像（図3）では発症1時間で明瞭に描出される．早期の脳梗塞診断ではMRI撮影が必要である．
　MRIを施行し，小脳梗塞（前下小脳動脈（AICA）領域梗塞）と診断，脳外科入院となった．

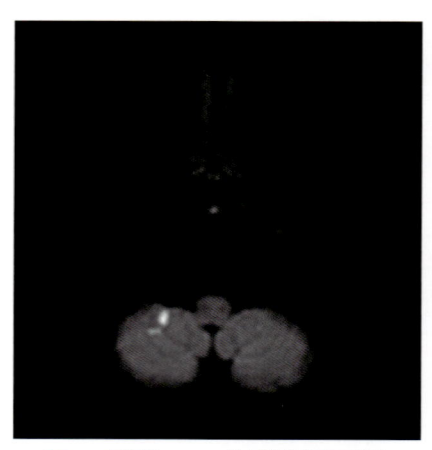

図3　頭部MRI（拡散強調画像）

　めまい以外に複視，構音障害，感覚障害，片麻痺などの神経症状がみられる場合，脳出血，脳梗塞を診断するのは容易であるが，神経所見が目立たず，末梢前庭障害と鑑別が難しい場合もしばしば経験する．

### 指鼻指試験
患者の示指を鼻先にあてさせ，次にその指で検者の指先と患者の指先を交互に触る．

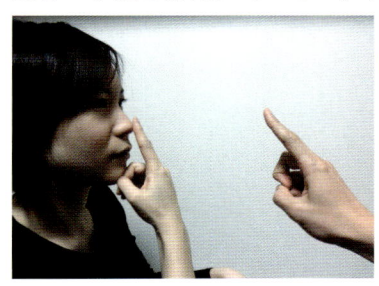

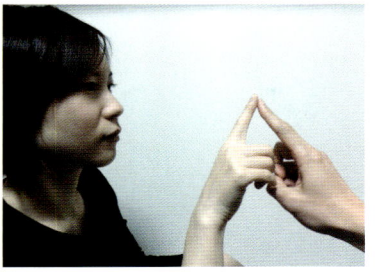

### 膝打ち試験
患者の膝を手掌および手背で交互に素早くたたかせる．できるだけ早く行う．

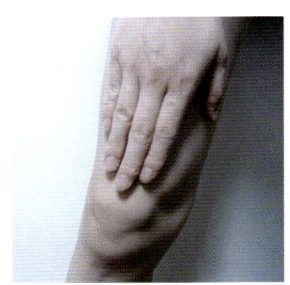

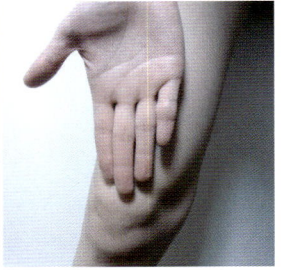

### 踵膝試験
一側の踵を他側の膝につけ，元に戻す動作を繰り返す試験．まず，一側の足を上げ，かかとを他側の膝につける．つけたかかとを膝から向こう脛に沿って下降させ足背に達したら元の位置に戻す．

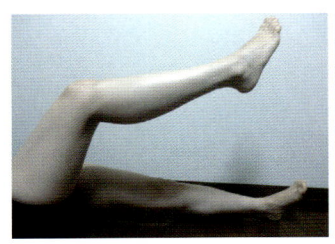

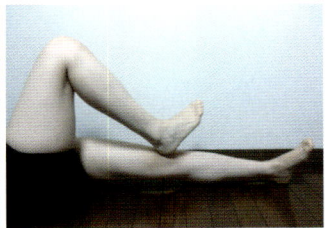

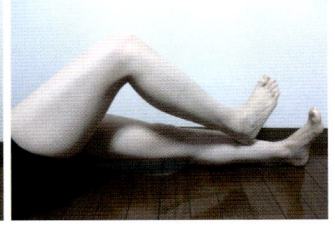

### 向こう脛叩打試験
一側の足を反対側の向こう脛に上げて，反対側の足の膝から5cm位下を叩く運動を繰り返す．

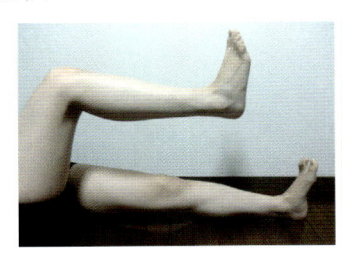

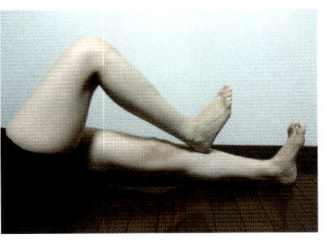

図4 神経学的検査

## ANSWER

　前下小脳動脈は前庭神経核を含む橋下下部外側，小脳脚，下部小脳外側を還流する．通常閉塞によりめまいとともに病側の聴覚障害，顔面神経麻痺，協同運動失調（指鼻指試験，踵膝試験，膝打ち試験の異常）をきたす．梗塞部位によっては末梢前庭，蝸牛が同時に障害され突発性難聴に類似した症状がみられ，注意が必要である．多くの場合は運動失調を伴うことが多いが，失調がめだたないこともある．また，めまいの訴えが強い際は運動失調の所見をとりづらいものである．今回の症例では，顔面神経麻痺は認めず，運動失調も極々軽度であった．

　脳卒中かもしれないなと疑うキーポイントのある症例では，普段以上に慎重に神経学的所見をとる必要がある．また，明らかな末梢性めまい症と断定できない際は，積極的にMRI撮影も考慮する必要がある．

---

**神経学的異常所見のないめまいの際，脳卒中かもしれないなと疑うキーポイント**
- 急性発症のめまい（特に活動時）
- 高齢者のめまい
- 脳梗塞リスクファクター（高脂血症，糖尿病，高血圧，高尿酸血症，不整脈など）
- 数日前のめまい症状の既往がある（数日前の一過性脳虚血発作症状；TIA）

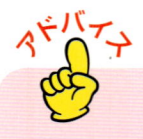

---

> **アドバイス**
> 脳卒中のリスクファクターのある患者では，めまい，難聴の訴えがあっても，すぐに突発性難聴と診断せず，念入りに失調の有無を検査する必要がある．
> 確信がなければMRI撮影も積極的に考慮する．

## 症例 13

**74歳, 男性**

| | |
|---|---|
| 主訴 | (左)鼻閉感 |
| 既往歴 | 内視鏡下鼻副鼻腔乳頭腫切除術　2回(68歳時, 69歳時). |
| 現病歴 | 2か月前から左鼻閉感と少量の鼻出血が時々あり. 様子をみていたが改善しないため来院した. |
| 現症および検査所見 | 左鼻腔にはポリープ様の腫瘍を認めた(図1, 2). 副鼻腔MRIでは左篩骨洞を中心に腫瘍影を認めた(図3). |

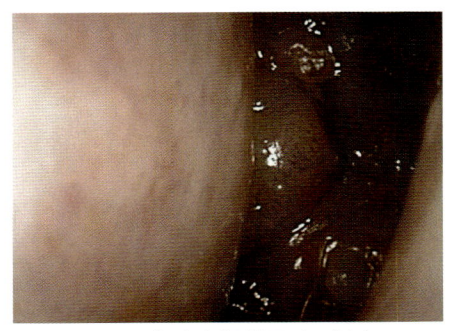

図1　鼻腔内視鏡写真(左)

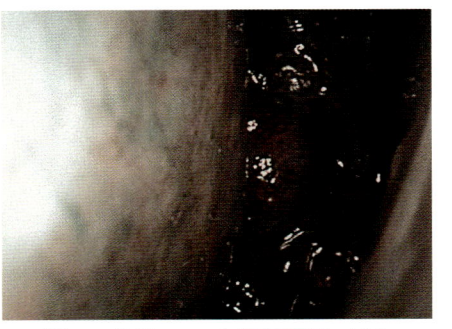

図2　鼻腔NBI内視鏡写真(左)

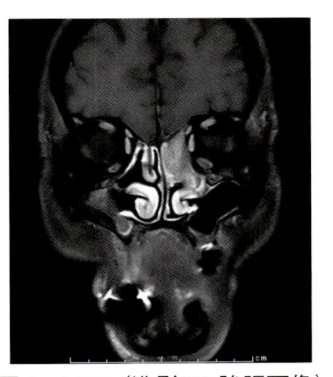

図3　MRI(造影T1強調画像)

### Question 1　最も考えられる疾患は次のうちどれか？

① 慢性副鼻腔炎
② 鼻副鼻腔乳頭腫再発
③ 鼻副鼻腔乳頭腫の悪性転化
④ アレルギー性鼻炎
⑤ 術後性副鼻腔囊胞

### Question 2　診断確定に必要な検査は？

## Q1 Answer　③鼻副鼻腔乳頭腫の悪性転化

　局所内視鏡所見では左鼻腔上方を占拠する分葉状腫瘤を認め，MRIでは造影効果のある占拠性病変を認める．鼻副鼻腔乳頭腫の既往があり，良性の乳頭腫で出血を繰り返すことは稀であることから乳頭腫の悪性転化を最も疑う．

## Q2 Answer　病理組織検査が必要

　本症例では左鼻腔より生検を2回行ったが，悪性所見を認めず，inverted typeの乳頭腫との病理診断であった．PET/CTでは腫瘤に一致して強いFDGの集積を認めた（図4）．CTでは前頭蓋底の骨欠損を疑わせる所見を認めた．悪性腫瘍が強く疑われるため，生検を繰り返した結果，腫瘍深部より扁平上皮癌細胞が確認された．鼻副鼻腔乳頭腫は組織学的に①inverted type，②fungiform type，③cylindrical cell typeに分類される．鼻副鼻腔乳頭腫と悪性腫瘍との関連に関しては多くの報告があり，鼻副鼻腔乳頭腫の20～30％に悪性腫瘍の合併がみられると報告されている．再発時ではなく初診時に悪性腫瘍の合併を認める例も多いことから注意が必要．

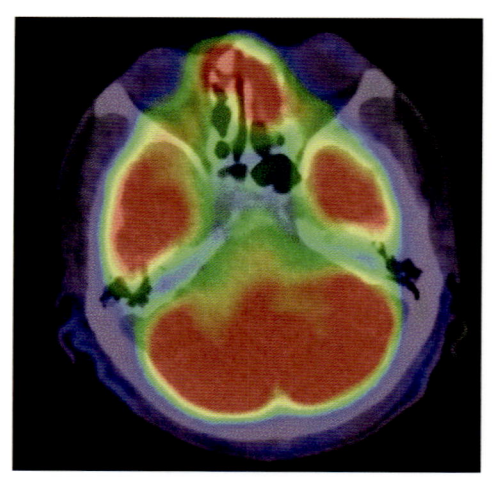

図4　PET/CT

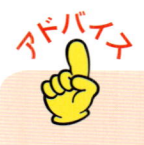

> **アドバイス**
> 良性腫瘍の悪性転化の場合，癌化しているのは腫瘍の一部のみである可能性がある．このため，最初の生検で悪性所見が得られなくとも，臨床的に悪性が強く疑われる場合は生検を繰り返し行う．

## 症例 14

**49歳，女性**

| | |
|---|---|
| 主訴 | 鼻閉 |
| 既往歴 | 27歳で気管支喘息発症．35歳でアスピリン不耐（非ステロイド型解熱鎮痛薬（NSAIDs）で喘息大発作）． |
| 現病歴 | 40歳過ぎより鼻閉を生じる．現在は口呼吸主体．同時期より嗅覚障害もあり，現在では嗅覚脱失している．水性〜粘性鼻漏あり．難聴なし．鼻閉への対応目的にて呼吸器内科より紹介． |
| 鼻汁細菌検査 | 黄色ブドウ球菌． |
| 鼻汁好酸球 | 陽性． |
| 末梢血好酸球数 | 650/μl． |
| 血清総 IgE 量 | 191 IU/ml． |
| 血清抗原特異的 IgE 抗体価（CAPクラス） | カモガヤ 2． |

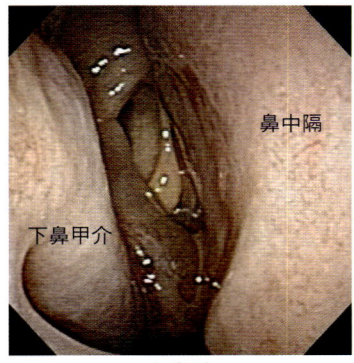

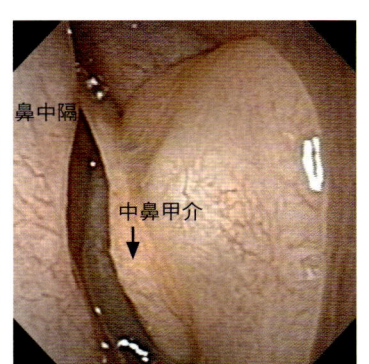

図1 局所所見

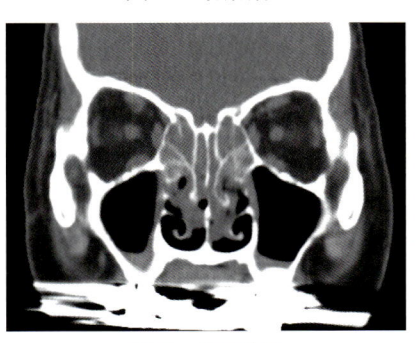

図2 CT所見

**Question 1** 最も疑うべき疾患は？

**Question 2** 適切な対処法は？

## Q1 Answer　好酸球性鼻副鼻腔炎（eosinophilic chronic rhinosinusitis：ECRS）

　好酸球性鼻副鼻腔炎は，マクロライド療法や内視鏡下鼻内副鼻腔手術に抵抗する難治性鼻副鼻腔炎の代表である．典型例は成人発症の副鼻腔炎で，両側性かつ多発性の浮腫性鼻茸を示す．鼻茸や副鼻腔粘膜に好酸球優位な炎症細胞浸潤がみられることが特徴で，上皮細胞の剥脱や分泌細胞の増加，基底膜の肥厚もみられ，病理学的には気管支喘息に酷似する（図3）．にかわ状の粘稠な分泌物の貯留を認め，粘液内にも好酸球が多数みられる（好酸球性ムチン）．中鼻甲介付近（中鼻道，嗅裂）の病変が強いため，早期より嗅覚障害を訴える．嗅覚障害を反映するように，上顎洞に比べ篩骨洞病変が優位であるが，進行すると汎副鼻腔病変となる．また鼻茸のサイズに応じて鼻閉を訴える．喘息を合併することが多く，特にアスピリン喘息を合併する場合は難治である．アレルギー性鼻炎の関与は少なく，IgE値は様々である．一方，血中好酸球増多がみられることが多く，末梢血好酸球数は組織好酸球数と有意な正の相関を示し，診断の参考になる．

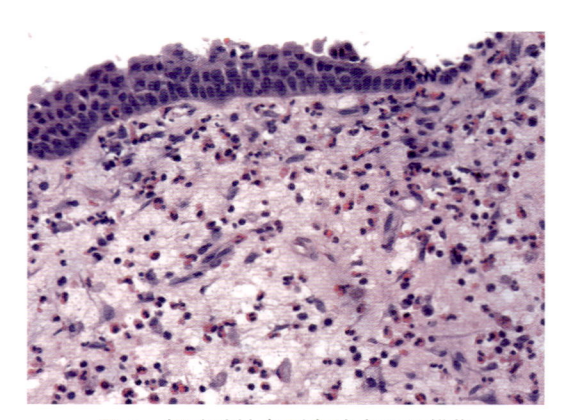

図3　好酸球性鼻副鼻腔炎の組織像

## Q2 Answer　副腎皮質ステロイド薬や抗ロイコトリエン薬を中心とした長期管理療法．鼻洗浄の指導．手術による鼻茸切除や罹患副鼻腔の開放と清掃．

　前述のように好酸球性副鼻腔炎の病態は喘息と類似しており，喘息に対する治療方針，すなわちレリーバー（reliever；発作時療法）とコントローラー（controller；長期管理療法）による加療，を参考にできる．レリーバーとしては，好酸球性炎症の急性増悪に対する全身ステロイド療法，感染に対する抗菌療法などが挙げられる．20日間の経口ステロイド内服は早期に鼻副鼻腔炎を改善させるものの，3か月後にはベースラインに戻ることが示されており，したがって全身ステロイド療法はレリーバーと位置づけられる．また鼻茸形成などリモデリングの進んだ状態に対してはESSが選択される．特に喘息合併の副鼻腔炎患者ではESSにより尿中ロイコトリエン濃度が有意に減弱することから，one airway, one diseaseの観

点からも ESS は推奨される．ただし，周術期においても NSAIDs やコハク酸エステル型ステロイドの投与は避ける．

　一方，コントローラーとしては，炎症の増悪因子となりうる細菌や真菌，あるいはサイトカインやロイコトリエンなどの起炎性物質を除去する鼻処置や鼻・副鼻腔洗浄が基本となる．この点からも ESS にて副鼻腔を大きく開放し単洞化することが望ましい．通常はエネマシリンジや市販の鼻洗浄器を利用し，加温した生理的食塩水にて洗浄する．薬物療法としては，好酸球性炎症をコントロールする目的で鼻噴霧用ステロイド薬や抗ロイコトリエン薬などが用いられる．本症例でも ESS 術後に経口ステロイドから鼻噴霧用ステロイドへのスイッチ療法を行い，さらに抗ロイコトリエン薬や去痰薬の内服，生理食塩水での自己鼻洗浄を施行することにより寛解が得られている（図4）．また海外では抗 IgE 抗体療法の効果が報告されており，わが国でも検討が進められている．

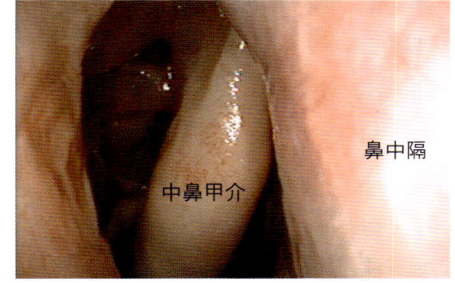

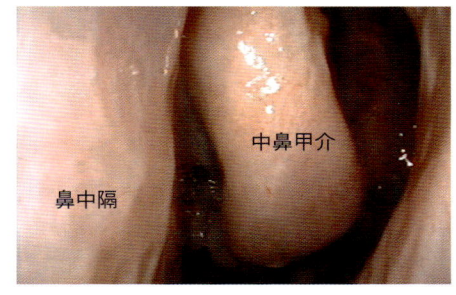

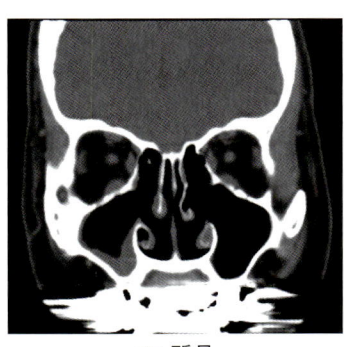

右鼻腔　　　局所所見　　　左鼻腔

CT 所見

図4　術後所見

**アドバイス**

嗅覚障害を訴える喘息患者では好酸球性鼻副鼻腔炎の合併を疑う．好酸球性鼻副鼻腔炎の根治は難しく，長期的な管理が必要であることを説明する．手術も含めたレリーバーと鼻洗浄などのコントローラーを組み合わせ管理する．

## トピックス　鼻茸の世界

　好酸球性副鼻腔炎（eosinophilic (rhino) sinusitis）の概念は2002年に森山らによって提唱された．好酸球性副鼻腔炎では鼻茸が必須である．一方，海外では好酸球性副鼻腔炎の呼称は未だ一般的ではない．たとえば，欧州での鼻副鼻腔炎に対するガイドラインとしてEuropean position paper on rhinosinusitis and nasal polyps（EP$^3$OS）があるが，本ガイドラインでは慢性鼻副鼻腔炎を，鼻茸を合併しない慢性鼻副鼻腔炎（chronic rhinosinusitis without nasal polyps: CRSsNP）と鼻茸を合併する慢性鼻副鼻腔炎（chronic rhinosinusitis with nasal polyps: CRSwNP）に分類している．きわめてシンプルである．これは，欧州では鼻茸の大多数が好酸球性であることによる[1]．CRSwNPではTh2型サイトカイン（IL-5やIL-13など）による浮腫性リモデリングが，またCRSsNPではTGF-βによる線維化が病態の中心であるとされている[2]．一方，わが国での好酸球性鼻茸の頻度は約60％と報告されている[3]．わが国においてはCRSwNPと好酸球性副鼻腔炎は同一ではなく，好酸球性副鼻腔炎を慢性副鼻腔炎のひとつのフェノタイプとして選別することには意味がある．鼻茸の病態や臨床に関して，国際学会などで欧米の研究者と時に議論がかみ合わないのはこの相違による．中国人での好酸球性鼻茸の頻度はさらに低く半数未満である[4]．このように，鼻茸の病理には地域差がある．したがって，鼻茸に関する海外の論文を吟味する際には，これらの背景を考慮する必要がある．さらにはわが国の鼻茸に関する情報をより世界に発信し，相互理解を深めることが望まれる．

### 参考文献

1) Zhang N, et al: J Allergy Clin Immunol 122: 961-968, 2008.
2) Van Zele T, et al: Allergy 61: 1280-1289, 2006.
3) Nakayama T, et al: Rhinology 49: 392-396, 2011.
4) Cao PP, et al: J Allergy Clin Immunol 124: 478-484, 2009.

## 症例 15

### 症例 1

73歳，女性

| 主 訴 | 右鼻出血 |
|---|---|
| 既往歴 | 大腸癌 |
| 現病歴 | 大腸癌の肝転移にて抗癌薬を使用中． |

X月25日午前1時頃，右鼻出血あり30分で止血．5時頃再度出血あり，7時頃吐血し気分不良のため救急車にて当院救急外来を受診した．受診時鼻出血は止血していた．念のため，耳鼻科を紹介される．右鼻中隔奥の粘膜に薄く血液付着も拍動性の出血はなくスポンゼルを置き帰宅とした．この時Hb 10.3g/dlであった．27日夜より再度出血を繰り返し28日救急外来受診．Hb 8.3g/dlまで低下し頻脈も認めたため耳鼻科に再紹介となった．

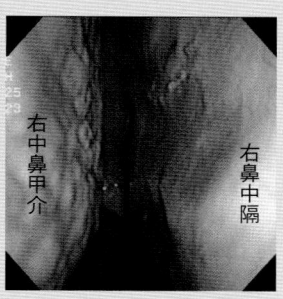

図1 右鼻内内視鏡所見

### 症例 2

50歳，女性

| 主 訴 | 左鼻出血 |
|---|---|
| 既往歴 | 甲状腺機能亢進症・リウマチ． |
| 現病歴 | |

X月22日から左鼻出血を繰り返すため，24日耳鼻咽喉科を受診した．鼻出血は止血していたがキーセルバッハ部位に裂創あり，電気凝固止血された．帰宅後も出血が続くため26日再診，キーセルバッハ部位の電気凝固止血を再度行われた．その後も自宅にて出血が続くためX＋1月3日再診，CTでは異常なく経過観察とされた．同日22時再び出血して救急外来を受診した．血液検査で貧血を認め，Hg 8.2g/dlであった．

**Question 1** 鼻出血の原因としてどんなことを考えるか？

**Question 2** 行っておいたほうが良かったと思われることは何か？

## Q1 Answer　全身的な鼻出血の原因を考慮する．

　鼻出血の原因としては局所的な原因と全身的な原因に分けられる．局所的な原因としては局所の刺激や外傷，腫瘍などが挙げられる．この中でも，よく認められるのはキーセルバッハ部位の刺激によるものである．また，全身的な原因としては，高血圧や肝障害，抗凝固薬（バイアスピリン・パナルジン・ワーファリンなど）の使用などが挙げられる．少数ではあるが，血小板減少症などの血液疾患やオスラー病なども認められる．

　症例1では受診時は出血点が同定できず，局所の問題以外に抗癌薬の副作用や肝障害・血液疾患による出血傾向なども疑い検査を行う必要がある．症例2でもキーセルバッハ部位の出血点を2回も電気凝固止血したにもかかわらず再出血がみられ，貧血も認めた．全身的な原因を念頭に入れる必要がある．

## Q2 Answer　十分な出血点の探索

　鼻出血の治療は，まず出血点の同定から始まる．それには，患者からの詳細な問診が重要である．止血材料の長所や短所を考慮して止血術を行う．出血が続く場合や大量出血が予想される場合は，点滴ルートを確保（同時に採血）した後に止血術を行う．

　キーセルバッハ部位の出血であれば比較的容易に出血点が確認できる．キーセルバッハ部位ではない場合は出血点を内視鏡を用いて検索するが，余裕があればガーゼ挿入にて止血後，再度出血点を確認するのがよい．すでに止血している場合は，粘膜に肉芽状の隆起組織を認めればこれが出血点である可能性が高い．出血点が同定されれば電気凝固を試みる．キーセルバッハ部位であれば顕微鏡下に行えば両手が使えるし，正確にピンポイントに凝固を行うことができる．深部の場合は硬性内視鏡下にモノポーラにて電気凝固をするのがよい．どう

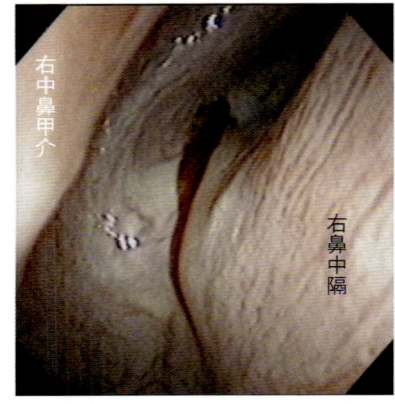

図2　右上鼻道よりの鼻出血　　　図3　右下鼻道よりの鼻出血

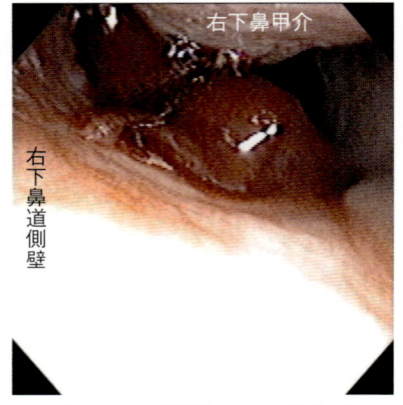

表1 電気凝固機器による止血の手順

| ① | 問診（出血点の推測）・全身状態の把握（バイタルサインや合併症） |
| --- | --- |
| ② | 静脈ラインの確保・血液検査など |
| ③ | 止血用具の準備（タンポンガーゼ・止血用材料・止血バルーン・凝固機器など） |
| ④ | 凝血塊の除去・内視鏡による出血点の検索 |
| ⑤ | キシロカインボスミンよる局所麻酔・粘膜の収縮・止血 |
| ⑥ 出血点の確認 | ⇒出血点が確認でれば，キーセルバッハ部位なら顕微鏡下，深部なら内視鏡下に電気凝固止血 |
| | ⇒出血点が不明なら，ガーゼやバルーンによる止血処置 |

しても出血点が不明の場合はガーゼタンポンによる圧迫止血を行う（表1）．上鼻道および下鼻道からの出血例を示す（図2, 3）．

今回の2症例ともに，病歴よりは出血傾向も否定できないが，実際の血液検査では出血傾向を含め著変を認めなかった．

症例1では，鼻中隔中央あたりに動脈性の出血を認め電気凝固止血を行った．

症例2では，鼻中隔の後方上部に出血点を認めモノポーラによる電気凝固を行った．

症例1では，初診時に内視鏡で観察していた部位に出血点があったわけであるが，診察時に血液を十分吸引したり疑わしい場所を刺激したりしなかったことが出血点を同定できず，再出血を繰り返していた要因につながったと思われる．

症例2では，キーセルバッハ部位の裂創にこだわったのが落とし穴となった．このように鼻出血症例では，ティッシュペーパーなどで患者自身にて止血を試みるためキーセルバッハ部位に傷ができることがよくあるので，他の部位の出血点の検索目的で内視鏡検査が重要であると考える．

後鼻腔にバルーン挿入してガーゼで圧迫止血を行ったが，出血を反復し，止血に難渋した症例を示す．全身麻酔下に出血点を探し，右下鼻道後方の粘膜に出血点を認めたため電気凝固止血を行った（図4, 5）．この症例のように内視鏡の発達により従来はパッキングで加療していたケースも確実な電気凝固が可能となった．

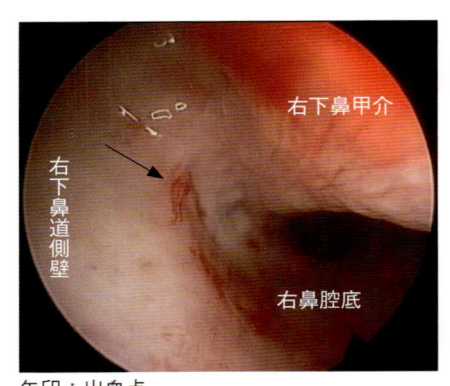

矢印：出血点

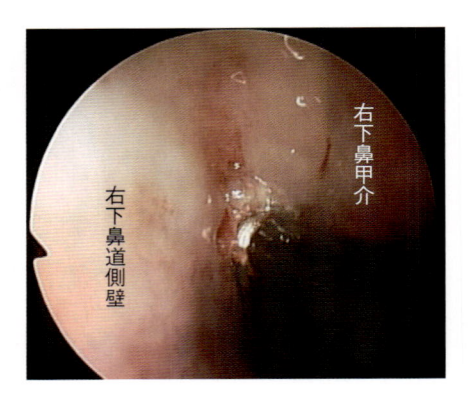

図4　右鼻下道よりの出血　　　　　図5　モノポーラによる電気凝固

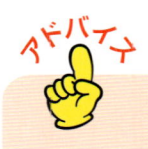

> **アドバイス**
> 1. 鼻出血の止血の原則は出血点の確認である．これには粘膜をよく収縮させた後，凝血塊を十分吸引した上で内視鏡にて粘膜表面を詳細に検査する．
> 2. キーセルバッハ部位の擦過傷は，必ずしも出血点とはいえない場合もあり，注意が必要！

## COFFEE BREAK

### 鼻出血

1. 鼻出血にて近医にて電気凝固止血後紹介．出血部位は黒色に変化していた．血管腫などの疑いあり，手術を行ったところ，鼻内の粘膜に色素沈着が！！悪性黒色腫でした．

2. 年配の女性が鼻出血で来院．キーセルバッハ部位に出血点を認め電気凝固止血．念のためにサージセルも挿入し自信をもって帰宅させた．再診時，帰宅後も鼻出血が続き口からも血が出るとの訴え．全身の皮膚に出血斑が！！
血小板9,000．即，血液内科を紹介した．

## 症例 16

**73歳, 女性**

| 主 訴 | 左鼻閉・鼻漏・鼻出血. |
|---|---|
| 既往歴 | C型肝炎・高血圧・高脂血症・甲状腺機能低下症. |
| 現病歴 | 5年ほど前より鼻出血を繰り返し, 近くの病院で治療を受けていた. |
| | 数か月前より左鼻閉・鼻漏の増強を認め他の耳鼻科受診. 慢性副鼻腔炎・鼻茸と診断され手術目的にて紹介受診した. |
| | 初診時CTで一側性の陰影を認め腫瘍性病変の確認のため生検が行われた. 病理組織検査結果はnasal polypであり, 悪性所見は認めなかった. |

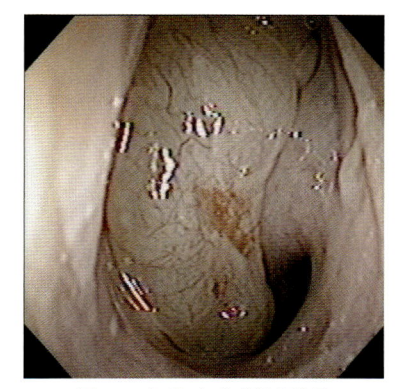

図1 左鼻内内視鏡所見

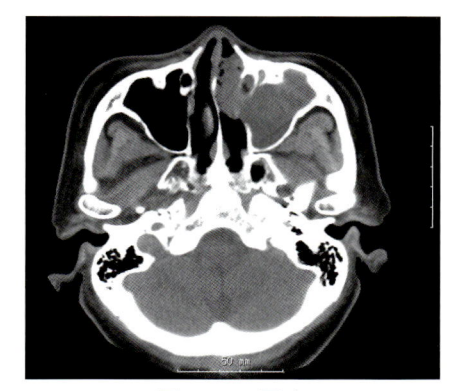

図2 CT写真

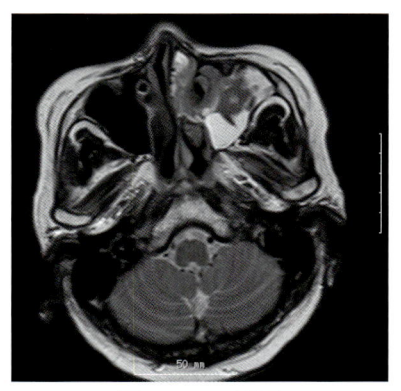

図3 MRI所見

**Question 1** このようなケースでは, 局所の診察時にどのようなことに注意が必要か？

**Question 2** MRI (図3) から, 今後, 診断治療を行う上で念頭に入れることを述べよ.

## Q1 Answer　腫瘍性病変の見落し

　日常の外来診療で鼻副鼻腔に一側性病変を認めた場合には，表1のような疾患を念頭に入れて診療を進める．この場合，最初に内視鏡で詳細な鼻内所見の観察が重要．症例の鼻内をキシロカイン®・ボスミン®綿にて十分に表面麻酔しさらに粘膜を収縮させた状態での所見を示す（図4）．鼻ポリープと思われていた部分には乳頭状の病変を認め，視診上，乳頭腫が疑われたためMRIを撮影した（☞図3）．このケースでは，術中迅速病理検査を行い乳頭腫の診断を得たが，外来で乳頭状の病変より生検を行うことも有用である．

　このように腫瘍性病変を見逃さないためには，十分鼻粘膜を収縮した上での内視鏡検査が必須である．

**表1　一側性副鼻腔陰影をきたす疾患**

1. 急性副鼻腔炎（歯原性を含む）
2. 真菌性副鼻腔炎
3. 乳頭腫などの良性腫瘍
4. 副鼻腔癌などの悪性腫瘍
5. 嗅神経芽腫　　　　　　など

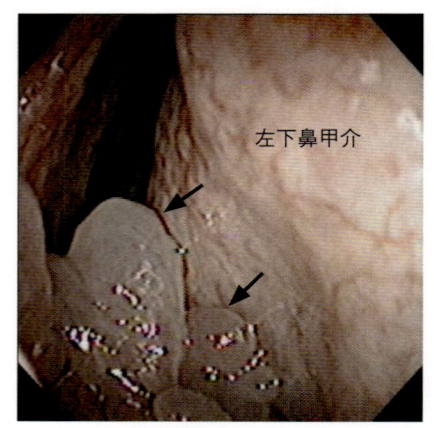

図4　鼻粘膜収縮後，nasal polypの奥に出現した乳頭状腫瘍（矢印）

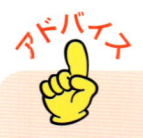

**アドバイス**

1. 視診上，nasal polypと思われる症例の中には，腫瘍性変化が周囲の副鼻腔炎によりマスクされ見逃す可能性を念頭に入れ，十分な局所麻酔と粘膜収縮の上，内視鏡を用いた観察が重要である．
2. 生検を行う時は，上記処置を行った上で腫瘍性変化を強く疑う部分から的確に組織を採取する．
3. 内反性乳頭腫の場合，腫瘍の進展範囲の検索にはMRIが有用であり，CTで骨破壊所見を認めた場合には悪性変化を疑う．

## Q2 Answer

　乳頭腫の治療は手術であるが，術式の決定には基部・進展範囲の推測が重要で，骨の変化についてはCTが，進展範囲についてはMRIが有用である．この症例では上顎洞内の乳頭腫が鼻内より摘出困難と判断し，歯ぎん部切開を加え腫瘍の切除を行った．

　また，乳頭腫症例は，腫瘍よりの出血が多く摘出に難渋するケースもみられる．そのような場合には栄養血管の塞栓術を行った後，摘出を行うことも1つの方法である．

　術前に副鼻腔炎の診断で，術後の摘出組織の病理検査で乳頭腫の診断が確定した症例では，切除が不十分となり再発率が高い傾向にあるので，術後のより注意深い観察が重要であることはいうまでもない．日常の外来診療では案外乳頭腫が見逃され副鼻腔炎として加療されている場合があるので，この症例のように術前にnasal polypと診断された場合であっても手術時に少しでも腫瘍性変化が疑わしい時は病理組織検査を行う必要があると考える．図5にnasal polypと診断され鼻処置などを受けていた悪性リンパ腫の局所写真を示す．

　内反性乳頭腫には20〜30％の症例で悪性変化を認めることがあり，術中の注意深い観察や摘出物の病理組織検査は必須である．特に，CT上骨破壊を認める時は，悪性変化を念頭に入れて診断治療を行う．

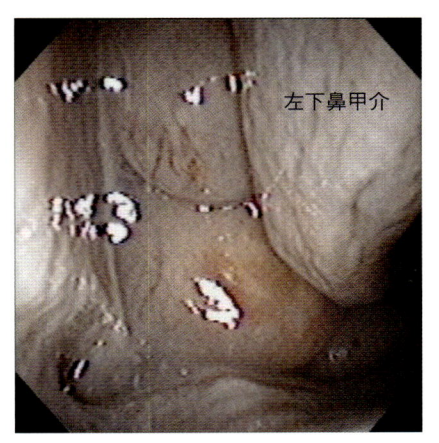

図5　nasal polypとして加療された悪性リンパ腫の左鼻腔所見

---

### ☕ COFFEE BREAK

**アスピリン喘息**

　鼻茸が充満している喘息患者のESSを全身麻酔にて行う．無事手術が終了，抜管しホッと一息．ところが，呼気延長，頻脈，陥没呼吸，喘鳴，急速に呼吸困難が進行，ボスミン・ステロイド，ICU入室．原因は，抜管直前に，術後痛に配慮しNSAIDsを投与したためのショックだった．アスピリン喘息に注意を！！！

## COFFEE BREAK

### 待合室で患者さんがCPA

万が一の時，予想もしなかったことが起こった時にはあわてるものである．

症　例：85歳，女性
既往歴：高血圧，胃癌手術
現病歴：3日前よりの発熱，咳，痰を訴えて家人とともに車椅子でO耳鼻咽喉科来院．来院時は意識清明であり，家人とも話をしていた．来院後，30分して待合室で意識消失．家人よりスタッフに報告があった．
所　見：車椅子に座っていたが，呼吸停止．頸動脈触知せず，意識無し．
経　過：外来長椅子でmouth-to-mouthの人工呼吸と心マッサージを施行しながらAEDを装着，蘇生を開始．
　　　　人工呼吸と心マッサージ蘇生を継続しながら，O医師同乗で当院救急部へ救急搬送．救急車内 瞳孔7mm開大，反応弱．当院で救急部にて蘇生処置後 心拍動，呼吸再開した．翌日，鬼籍に入られた．緊急CTでは脳出血などの所見はなかった．

このケースの直接の心肺停止の原因は不明であったが，いざという時に困らないために，院内での対応方法や後方支援病院への移送方法についてシミュレーションしておく必要がある．また，平常時は勿論のこと，診療終了前や土曜日での対応について後方支援病院との日頃からの連携は欠かせないことを痛感させられた症例であった．身につけておきた救急処置を**表**にした．耳鼻咽喉科医は，救急の現場に関わることは滅多にないが，日耳鼻専門医講習会の救急処置の実技講習会，医師会主催の救急講習会，ACLS講習会などを受講し，いざという時のために備えて万全の準備をしておきたいものである．

### 表　身につけておきたい救急処置

- 気道確保
- 人工呼吸
- 閉胸式心臓マッサージ
- 回復体位（**図1**）
- 電気的除細動（AED：automated external defibrillator）

（日本医師会：ACLSトレーニングマニュアル H17.2 より）

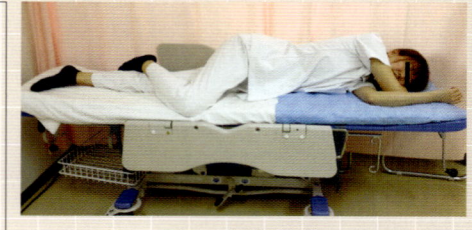

図1　回復体位

## 症例 17

|  |  |
|---|---|
| | 37歳, 男性 |
| 主　訴 | 右鼻閉 |
| 既往歴 | 17歳, 右鼻手術 (詳細不明). |
| 現病歴 | X年7月から右鼻閉あり. 粘性鼻漏と前頭部痛を伴う. OTC薬を内服するも改善なく, 近医受診. 精査加療目的にて当科紹介. 齲歯なし. |
| 鼻汁細菌検査 | コアグラーゼ陰性ブドウ球菌およびコリネバクテリウム. |
| 鼻汁好酸球 | 陽性. |
| 末梢血好酸球数 | 526/μl. |
| 血清総IgE量 | 201 IU/ml. |
| 血清抗原特異的IgE抗体価 (CAPクラス) | ダニ3, カモガヤ3, アルテルナリア3, スギ2, ネコ1, アスペルギルス1. |

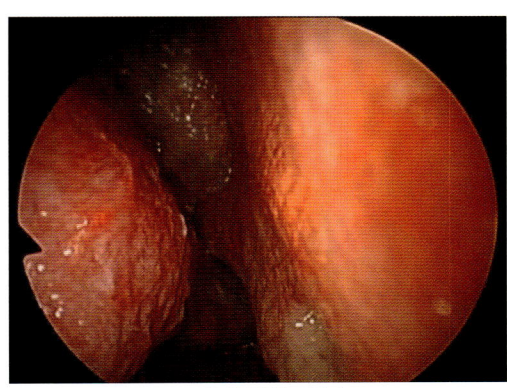

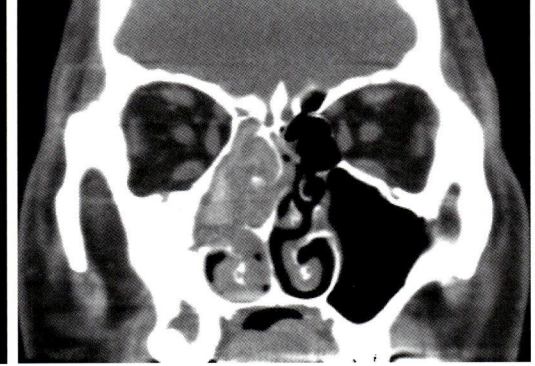

a. 鼻腔所見 (右)　　　b. CT所見

図1

**Question 1** 最も疑うべき疾患は？

**Question 2** 適切な対処法は？

## Q1 Answer　アレルギー性真菌性鼻副鼻腔炎
（allergic fungal rhinosinusitis：AFRS）

　アレルギー性真菌性鼻副鼻腔炎（AFRS）は再発率が非常に高い，副鼻腔真菌症のひとつである（表1）．副鼻腔で非浸潤性に増殖した真菌に対するⅠ型/Ⅲ型のアレルギー反応やT細胞応答などにより，アレルギー性（好酸球性）ムチンの産生や著明な好酸球性炎症がみられる．粘稠なムチンは真菌増殖の温床となり，また粘膜の好酸球性炎症は線毛機能障害や浮腫を引き起こし，慢性炎症サイクル（AFRSサイクル）が成立し難治となる．米国では手術を要する副鼻腔炎の5〜10％を占める．わが国においては，当初は稀な疾患とされていたが，本疾患に対する認識が高まるにつれ米国に近い頻度での報告もみられるようになった．診断に際して一般的に，Bent & Kuhnの診断基準が用いられる．すなわち，①真菌への感作あるいはⅠ型アレルギーの存在（既往歴，皮膚試験，血清学的検査），②鼻茸の存在，③特徴的なCT所見（高信号域の存在），④好酸球性ムチンの存在，⑤組織浸潤を示さない真菌の存在（培養検査もしくは組織検査）を満たすものをAFRSと診断する．本例は①〜④を満たしており，AFRSを疑い対処した．

**表1　副鼻腔真菌症の分類**

| 分　類 | 免疫状態 | アトピーの有無 | 真菌の作用 | 真菌の組織内浸潤 | 罹患副鼻腔 | 生命予後 |
|---|---|---|---|---|---|---|
| 急性壊死性浸潤型 | 不全 | 非アトピー型 | 病原体 | あり | 限局 | 不良 |
| 慢性浸潤型 | 不全 | 非アトピー型 | 病原体 | あり | さまざま | 不良 |
| 慢性肉芽腫性浸潤型 | 不全 | 非アトピー型 | 病原体 | あり | さまざま | 良好 |
| 真菌球型 | 正常 | 非アトピー型 | 寄生体 | なし | 限局 | 良好 |
| アレルギー性真菌性副鼻腔炎 | 正常 | アトピー型 | アレルゲン | なし | 多発 | 良好 |
| 好酸球性真菌性副鼻腔炎 | 正常 | アトピー/非アトピー型 | 抗原 | なし | 多発 | 良好 |

## Q2 Answer
手術による好酸球性ムチンと真菌塊の完全摘出，および罹患副鼻腔の完全開放と清掃．副腎皮質ステロイド薬を中心とした薬物療法．鼻洗浄の指導．特異的免疫療法．

　AFRSの診断には副鼻腔内の好酸球性ムチンの同定と真菌の検出が必須であるため，診断確定のためにも副鼻腔手術が必要となる．罹患副鼻腔の完全開放は術後の鼻処置加療の有効性を向上させる．術中に採取したムチンは病理検査に提出し組織学的に好酸球と真菌の有無を確認することが望ましく，病理医との連携が重要である（図2）．

　さらに適切な術後治療を行わなかった場合の再発率は非常に高く，長期的な管理が必須である．鼻洗浄は，菌量および起炎性物質の減量の面からも重要である．薬物療法としては強力な抗炎症作用を有する経口ステロイド薬が多く用いられている．抗ロイコトリエン薬の使用も試みられている．一方，AFRSに対する抗真菌薬の全身あるいは局所投与の効果についてはエビデンスに乏しく，結論が得られていない．真菌抗原を用いた免疫療法の施行により，再手術率や受診頻度の低下が報告されている．本症例では，右内視鏡下鼻内副鼻腔手術，鼻中隔矯正術，左粘膜下下鼻甲介手術を行い，術後は生理食塩水での鼻洗浄に加え，経口ステロイド療法（プレドニンゾロン20mg／日より漸減）と抗ロイコトリエン薬の内服，さらにアルテルナリアによる特異的免疫療法を行って，寛解を維持している（図3）．

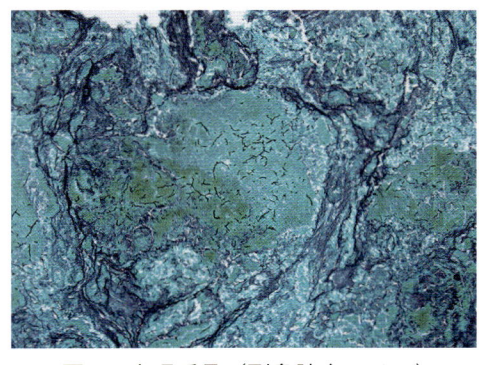

図2　病理所見（副鼻腔内ムチン）

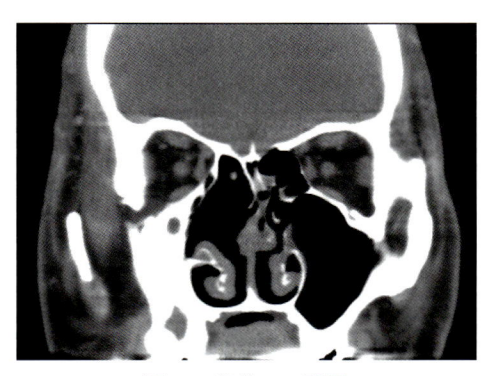

図3　術後CT所見

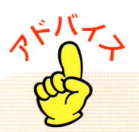

**アドバイス**
左右差のある慢性鼻副鼻腔患者でCTにて高吸収域がみられ，さらに真菌感作がみられた場合はAFRSを疑う．病理医と連携し，なるべく多くのムチンを病理に提出し真菌の検出に努める．

## トピックス　鼻・副鼻腔における真菌の検出

　アレルギー性真菌性鼻副鼻腔炎と関連するアルテルナリアやアスペルギルスなどは環境真菌である．容易に空気中を浮遊することから，鼻・副鼻腔での真菌の検出率は高いことが予想される．しかしながら，古典的な手法では鼻・副鼻腔における真菌の検出は高くない．たとえばわが国では，副鼻腔粘液における真菌の検出率は7.5％との報告がある[1]．この要因として，真菌はムチンを含む粘性の高い貯留液中に存在しているため，単純に副鼻腔貯留物を培地に塗布しただけでは真菌の増殖を認めないことが挙げられる．そこで粘液やムチンを粘液融解剤（dithiothreitolなど）にて処理し，サブロー培地など真菌選択性の高い培地に長期間培養することにより鼻・副鼻腔粘液中に高率に真菌が検出されることが海外で報告されている．その嚆矢は米国のPonikauらの報告であり，鼻腔洗浄液中には96.2％の頻度で認められ，慢性副鼻腔炎の病態に真菌が関与する可能性を示した[2]．本処理による検討は欧州でも再検され，欧州においても慢性副鼻腔炎患者の鼻腔洗浄液中には91.3％の頻度で真菌が検出された．一方，健常人由来の鼻・副鼻腔洗浄液中における真菌検出率も慢性副鼻腔炎患者と同程度に認め[3]，真菌検出の意義については議論すべき点が多い．以上の結果からは，特殊な手法と培養による真菌の検出は特異度が低く，古典的な培養あるいはムチンの病理検査程度の感度による真菌の検出が鼻副鼻腔炎の疾患特異性に関与するのではないかと思われる．

**参考文献**

1) 川堀眞一ら．日耳鼻 105: 1198-1204, 2002.
2) Ponikau JU, et al: Clin Rev Allergy Immunol 30: 187-194, 2006.
3) Braun H, et al: Laryngoscope 113: 264-269, 2003.

## 症例 18

**37歳，男性**

| 主 訴 | 粘性鼻漏 |
|---|---|
| 既往歴 | なし． |
| 家族歴 | なし． |
| 現病歴 | 幼少期より慢性鼻副鼻腔炎に罹患し加療を続けている．17年前に両副鼻腔根本術，15年前に左内視鏡下鼻内副鼻腔手術を受けるも，粘性鼻漏が持続する．マクロライド療法も無効である．精査加療目的にて当科紹介． |

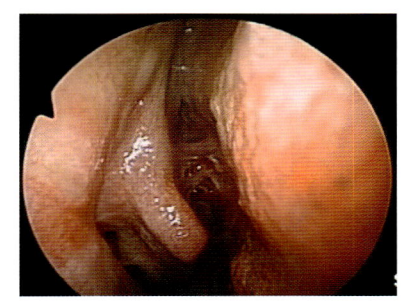

a. 鼻腔所見（右） 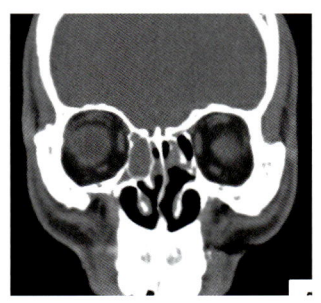　　　b. CT所見

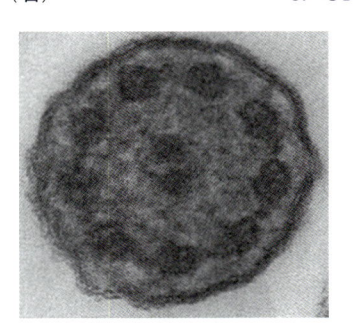

c. 鼻粘膜電顕所見

図1　症例の検査所見

**Question 1** 最も疑うべき疾患は？

**Question 2** この後の対応は？

## Q1 Answer　原発性線毛運動不全症（primary ciliary dyskinesia：PCD）

　PCD は難治性鼻副鼻腔炎の一つである．先天的な気道線毛の機能異常により粘液輸送機能が高度に障害され，小児期より難治性の気道感染症（中耳炎，鼻副鼻腔炎，気管支炎）が繰り返される．PCD の代表は内臓逆位，慢性鼻副鼻腔炎，気管支拡張症を三主徴とする Kartagener 症候群であるが，約半数を占めるのみである．したがって難治性鼻副鼻腔炎患者では，内臓逆位の有無に関わらず本症を疑う必要がある．線毛の機能および構造異常を確認することで診断する．粘液線毛機能検査法としてはサッカリンテストがある．確定診断は電顕による線毛の超微構造の観察で，dynein arm の欠損や微小管の配置異常などがみられる．本例はサッカリンテストが陰性で，電顕所見では inner dynein arm の欠損がみられた．また線毛機能不全では呼気一酸化窒素（NO）が低値となることが特徴である．

## Q2 Answer　PCD に関する十分な説明．鼻処置を中心とした鼻副鼻腔清掃・排液．再手術によるドレナージ．感染予防．下気道の精査．男性不妊の有無の確認．

　鼻副鼻腔炎に対する継続的な処置や治療が必要となる．納得できる説明のないまま"蓄膿症"として長期間の通院を強いられる患者もいる．電顕写真を呈示するなど，疾患に関する説明を患者にしっかりと行うことが肝要である．粘稠な粘液吸引など，粘液線毛クリアランス機能を補うための鼻処置は重要である．リモデリング病変に対しては，鼻処置の有効性を高める目的からも内視鏡下鼻内副鼻腔手術が考慮される．本例では中鼻甲介の外側変位による中鼻道自然口ルート（ostiomeatal complex）の閉塞をきたしていたため，内視鏡下鼻内副鼻腔手術を施行した．陰影は消失し鼻漏は軽減した（図 2a）．感冒による鼻副鼻腔炎の急性増悪をしばしば経験するため，感冒の予防やインフルエンザ予防接種を行う．Kartagener 症候群の合併がないか，胸部 X 線検査などで下気道の精査を行う（図 2b）．また男性では不妊を伴うことがあり，希望があれば不妊外来への紹介を考慮する．

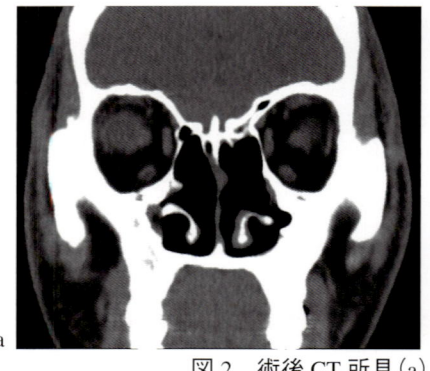

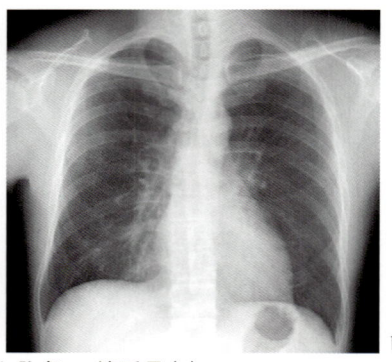

図 2　術後 CT 所見（a）と胸部 X 線所見（b）

> **アドバイス**
> 難治性副鼻腔炎患者に遭遇した場合は，内臓逆位の有無に関わらず線毛機能不全も疑う．電顕写真などを供覧し，疾患に関する説明をしっかり行う．線毛機能を補う鼻処置と感冒の予防が重要である．

## 症例 19

**61歳，男性**

| | |
|---|---|
| 主　訴 | 頭痛，左視力低下. |
| 既往歴 | 2型糖尿病. |
| 現病歴 | 2週間前より頭痛（左眼周囲から頭頂部にかけて）を認め，近医内科にて片頭痛として加療を受けていた．数日後から，左視力低下も伴い当院脳外科に紹介．頭部CTで副鼻腔に陰影認めたため，当科紹介となった．眼科を紹介し，左手動弁，両側とも視神経委縮はなく，眼底所見正常・眼圧正常であった. |
| 採　血 | WBC（5800/μl），CRP（0.0mg/dl），Glu（305mg/dl），HbAic（9.5%）. |

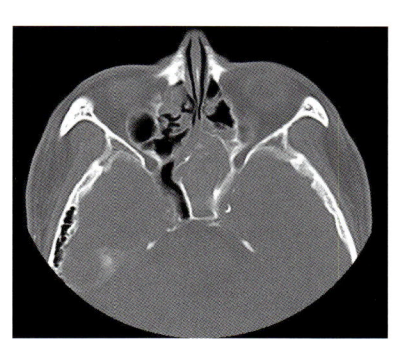

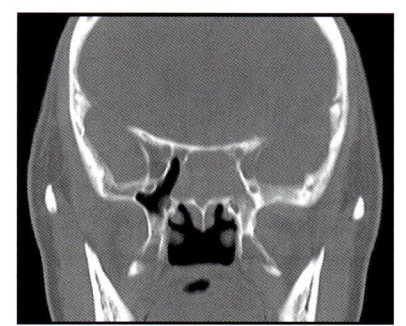

図1　初診時CT

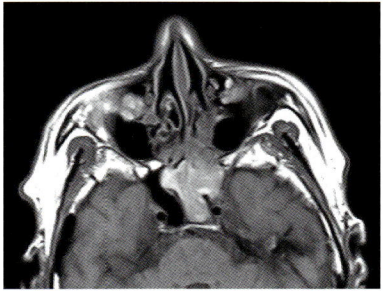

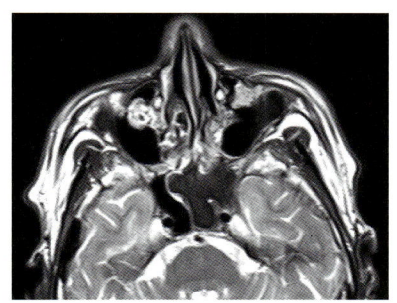

T1-WI　　　　　T2-WI

図2　初診時MRI

**Question 1**　鑑別すべき疾患を挙げよ.

**Question 2**　必要な検査を挙げよ.

**Question 3**　今後の方針は？

## Q1 Answer　副鼻腔真菌症，急性/慢性副鼻腔炎，副鼻腔囊胞，悪性黒色腫などの腫瘍性病変

CT では，蝶形骨洞を中心として単純 CT でやや高吸収の陰影あり，周囲の骨は破壊を伴わず，外方性への圧排・変形を認める．MRI では，蝶形骨洞を中心に T1 強調像でやや高信号，T2 強調像で低信号を呈する陰影を認める．

診断のポイントとして，MRI では T2 強調像で低信号を認め，副鼻腔真菌症が第一に考えられる．これは菌塊内の鉄・マンガンの凝集が起こるためとされる．その他の副鼻腔の炎症疾患や腫瘍性病変の大部分が T2 強調像において高信号を呈するのとは対照的である．

副鼻腔真菌症は浸潤型（破壊型）と非浸潤型（寄生型）に分類される．浸潤型は，糖尿病患者や免疫能が低下した患者に多く，全副鼻腔真菌症症例に占める割合は 2〜3％程度である．

## Q2 Answer　生検による真菌の証明

浸潤型の場合，しばしば骨破壊をきたし，悪性腫瘍との鑑別が重要であるため，確定診断として真菌の証明が必要である．真菌培養により抗真菌薬の感受性を同定できれば治療に有用となる．血清 $\beta$-D グルカンは補助診断に有効であり，治療の効果判定の参考にもなる．

## Q3 Answer　病変の除去，抗真菌薬の全身投与，基礎疾患の是正

従来は抗菌力が強いが，副作用も比較的強いアンホテリシン B（ファンギゾン）や脳脊髄液への移行がよいフルコナゾール（ジフルカン）などが汎用されていたが，近年アスペルギルス属を含む真菌属に対して感受性が高く，副作用の少ないボリコナゾール（ブイフェンド），ミカファンギゾン（ファンガード）などが開発され，期待されている．

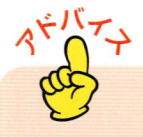

> **アドバイス**
>
> 浸潤型副鼻腔真菌症は，眼窩内合併症，頭蓋内合併症を未然に防ぐことが重要である．眼窩内蜂窩織炎や脳膿瘍などを発症している症例については関係各科と緊密な連携をとりながら集中的な管理が必要である．また，一旦病状が軽快しても再燃する可能性があるため，CT や MRI による定期的な画像検査，血清 $\beta$-D グルカンの測定により経過をモニタしていくことが必須．

## 症例 20

**53歳，男性**

| 主訴 | 左鼻漏・鼻のにおい． |
|---|---|
| 既往歴 | 特になし． |
| 現病歴 | 1年前頃より鼻漏を認め近くの耳鼻科を受診する．副鼻腔X線で左上顎洞に陰影を認め慢性副鼻腔炎と診断され，内服治療を受ける．3か月後のX線検査でも上顎洞の陰影は変わらず，手術目的にて紹介された． |

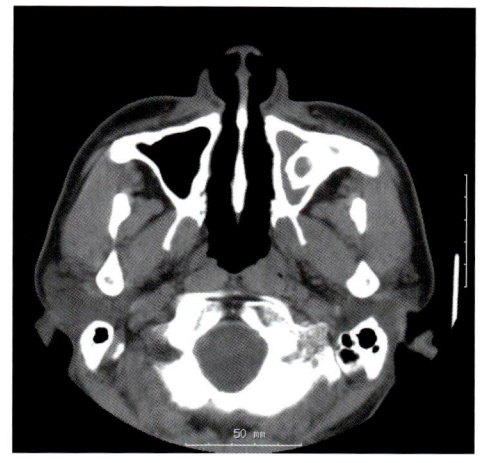

図1　CT（水平断）

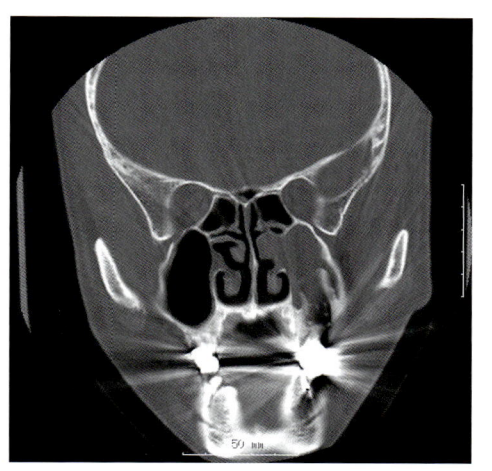

図2　CT（冠状断）

**Question 1**　考えられる疾患は？

## Q1 Answer

　一側性鼻副鼻腔炎（鼻副鼻腔陰影）の症例では腫瘍性病変の否定が必要だが，多くの症例は炎症性疾患である．この症例は，CT で上顎洞に石灰化を認める（図1）．炎症と石灰化があることより**真菌症**，また陰影は円形であることより**囊胞性疾患**，骨破壊を疑うことから**腫瘍**も考えられる．図2 冠状断 CT からは，この石灰化陰影は歯根からドーム状になっているのがわかる．精査目的で歯科に紹介した．結果，診断は**歯根囊胞**であった．上顎洞の病変はこれに起因する歯性上顎洞炎と考えられた．本症例では歯科治療にて上顎洞の病変は完治した．上顎洞は解剖学的に歯牙と近接しており，歯の影響をしばしば受ける．歯性上顎洞炎では，中鼻道に上顎洞自然口からの膿性鼻漏の排出を認めることが多い．診断には口内の歯や歯肉の所見，ならびに CT 写真（冠状断）が有用である．特に，歯根部の透過影や上顎洞底の骨変化を認めた時には歯科紹介が必要と考える．また，歯性上顎洞炎は歯科治療によって改善が期待できるので，まず歯科的治療を行い，改善のないものに手術を行う対応がよい．

参考：本症例は歯根囊胞による歯性上顎洞炎であったが，これ以外にも鼻腔内逆生歯や含歯囊胞を認めることがある（図3, 4, 5）．

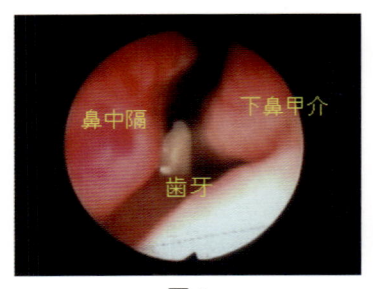

図3

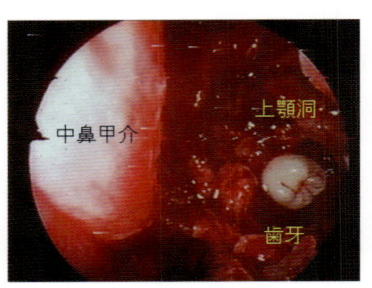

図4

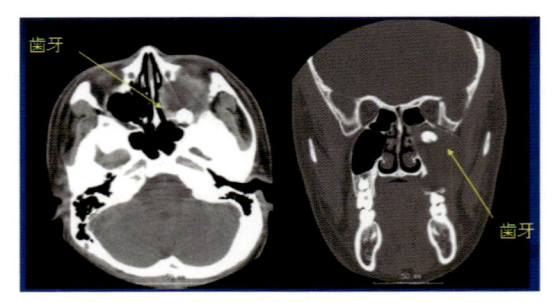

図5

> **アドバイス**
> 一側性上顎洞炎の中には歯に起因するものがあり，歯や歯肉の状態の観察や冠状断 CT での上顎洞底所見がポイントになる．

## 症例 21

32歳，女性
主　訴　1か月前からの咽頭違和感.
既往歴　特記事項なし.
家族歴　特記事項なし.
現　症　舌根部の腫瘤. 頸部触診では異常なし.

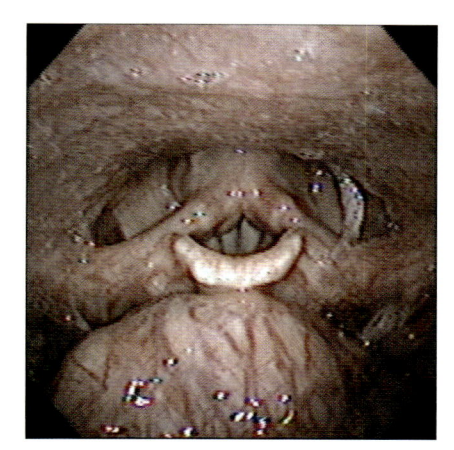

図1　咽頭内視鏡所見

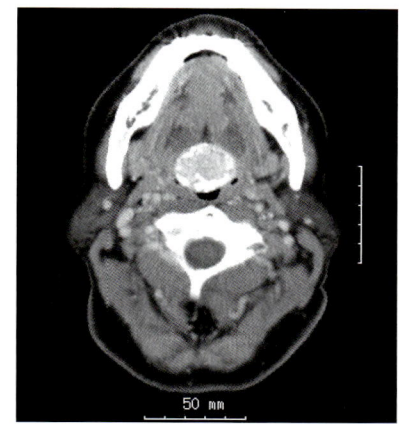

図2　造影CT水平断（舌根レベル）

### Question 1　最も考えられる疾患は？

① 舌扁桃肥大
② 異所性甲状腺
③ 悪性リンパ腫
④ 血管腫

### Question 2　違和感に対する治療法は？

## Q1 Answer　② 異所性甲状腺

　甲状腺原基の存在する場所である．舌盲孔に一致した舌根部の表面平滑な腫瘤から疑い，ヨードシンチグラフィー（図3）で強い取り込みを認めることから，異所性甲状腺と診断される．異所性甲状腺は発生異常であり，胎生第4週はじめに，第2咽頭嚢の内胚葉由来である甲状腺原基が，甲状腺憩室を形成し次第に咽頭の前面に沿って下降する（甲状舌管）．なんらかの原因で下降の異常があると甲状腺組織が舌正中線上の舌盲孔の後方に位置し，これが異所性甲状腺となる．異所性甲状腺はその存在部位で舌，舌下，甲状腺上，気管内に分けられる（図4）．このうち，舌に存在するものが最も多い．

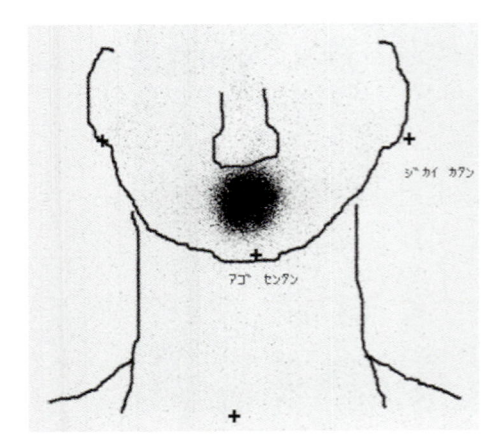

図3　$^{123}$Iシンチグラム

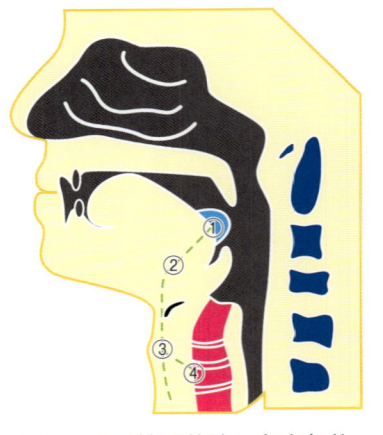

図4　異所性甲状腺の存在部位
①舌
②舌下
③甲上舌管
④気管内

## Q2 Answer　病理組織検査が必要

　気道閉塞・咽頭異和感に対しては，十分な甲状腺ホルモン剤の投与による腫瘤サイズの抑制をまず行う．気道の閉塞が問題となる場合は摘出，切除（細切して移植）や，顎下部や舌下部への有茎移植を選択することがある．

　無症状の場合は甲状腺ホルモン剤の投与や経過観察のみを行う．

　本症例ではレボチロキシンナトリウム（チラーヂンS®）の投与でTSHを抑制することにより，違和感の軽減を認めた．気道には問題がないため，手術は施行しなかった．

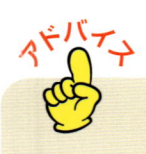

> **アドバイス**　舌根のドーム状腫瘤では当疾患を念頭に置き，無用な摘出術の選択を避けなければならない．

## 症例22

**67歳，女性**

| 主 訴 | 咽頭痛 |
|---|---|
| 既往歴 | 関節リウマチ |
| 現病歴 | 咽頭痛にて近医耳鼻科を受診し，消炎加療を行ったが咽頭痛は改善せず．右滲出性中耳炎をきたしたため上咽頭を観察すると腫瘤性病変がみられ，当科を紹介され受診した．目立った頸部リンパ節は触知されなかった．鼓膜所見（図1）と上咽頭の内視鏡所見（図2）を示す． |

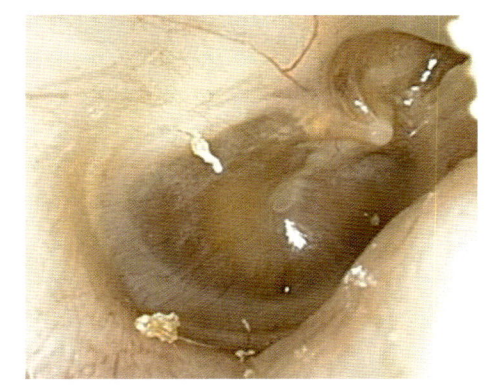

図1　鼓膜所見

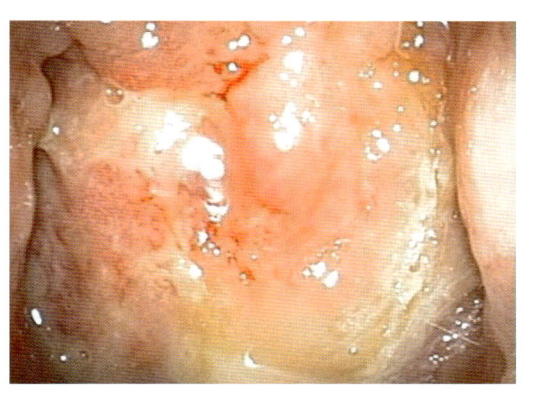

図2　上咽頭内視鏡所見

**Question 1** 診断は？

**Question 2** 治療法は？

**Q1 Answer** メトトレキサート（MTX）関連リンパ増殖性疾患

**Q2 Answer** MTX の中止

　メトトレキサート（MTX）は関節リウマチ（RA）の第一選択薬であるが，悪性リンパ腫が発生することがあり，MTX 関連リンパ増殖性疾患（MTX-LPD）と呼ばれる．WHO 分類では MTX-LPD は免疫不全に伴うリンパ増殖性疾患に分類され，比較的高齢者に多く，MTX 投与後平均 3 年で全身のリンパ節腫脹や発熱，扁桃腫大などで発症する．組織学的には，B 細胞リンパ腫が多く，特に diffuse large 〜 mixed B cell lymphoma の頻度が高く，EB-ER（EB ウイルス RNA）は約 60％に証明される．本症例では，悪性リンパ腫とする病理所見は認められなかったがリンパ球の密な浸潤が認められ，MTX 関連リンパ増殖性疾患と診断された．EB-ER 陽性細胞は少数であったが認められた．

　治療はまず，メトトレキサートを中止する．これで約 60％は改善するが，中止後，2 週間たっても改善が認められない場合は化学療法を行うことになる．

　本症例でも MTX 中止後，上咽頭の腫瘤性病変と滲出性中耳炎は，ともに速やかに改善した．

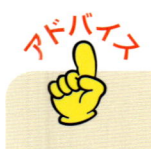

> **アドバイス**
> リンパ増殖性疾患をみた時には，基礎疾患や内服薬の確認を行う．

---

### ☕ COFFEE BREAK

**外耳道異物：摘出方法**

　摘出方法を今回の執筆者に質問してみた．

　虫などが生きている場合の摘出方法については，キシロカインをスプレー（麻酔），キシロカインもしくはタリビッドを耳浴（溺死）という回答がみられた一方で，キシロカインの麻酔は，断末魔の虫が大暴れして患者が激しく耳を痛がった経験から，生きたまま摘出する際，もがいても痛みの少ないオリーブオイルを入れた後に摘出するといった回答もあった．同様な理由から前処置なしで摘出を行うといった回答もみられた．

　キシロカインをスプレー（麻酔），キシロカインもしくはタリビッドを耳浴（溺死）の方の経験では，「即死はしないがそれなりに動かなくなってくれます」とのこと．

　さて，読者の皆さんはどうされているのでしょうか？

## 症例 23

**21歳，男性**

**主　訴**　咽頭引っかかり感

**現病歴**　2年ほど前から咽頭の引っかかり感あり．最近，痛みを伴うようになり，近医受診．急性咽喉頭炎にて内服加療を受けるも，改善しないため当科受診．

**所　見**　鼻内，口腔内異常なし．
咽喉頭は明らかな異常なし．
エコー　耳下腺，顎下腺，甲状腺異常なし．その他頸部腫瘍性病変なし．
CT施行（図1）．

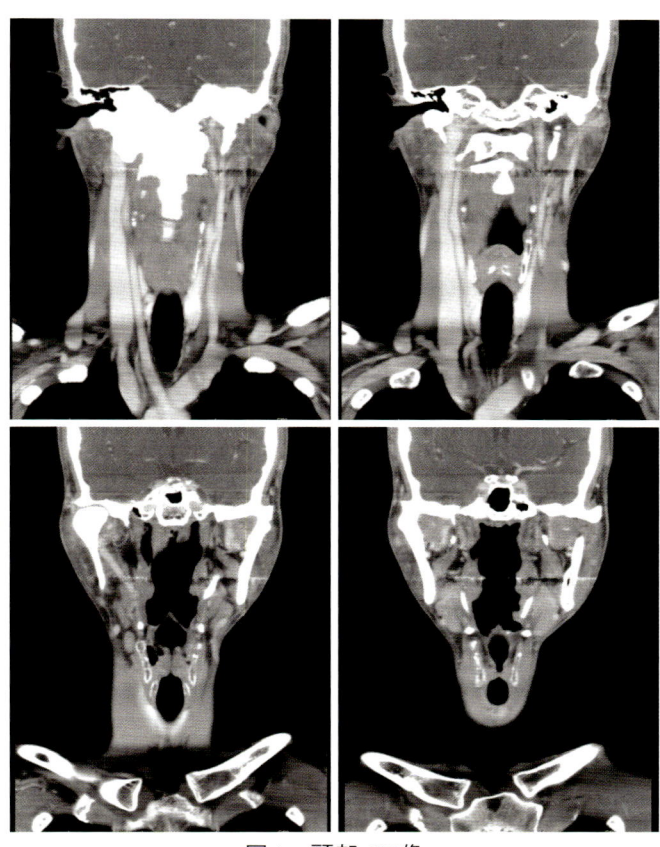

図1　頸部CT像

### Question 1　診断名は？

### Question 2　治療法は？

## Q1 Answer　茎状突起過長症

　茎状突起は側頭骨錐体の下面から前下内方に延び，基部は頸静脈孔の外側で茎乳突孔の前方にある．本症例の茎状突起先端は内頸動脈と外頸動脈の分岐部付近にある．正常な茎状突起の長さは一般的には 2.5〜3cm とされている．過長茎状突起は思春期以降の骨化が進行して生じるといわれており，20代から高齢者に至るまであらゆる年齢層にみられる．周囲の血管である内頸動脈，外頸動脈，神経では三叉神経，顔面神経，舌咽神経，迷走神経，舌下神経などを刺激することにより，咽頭違和感，咽頭痛，嚥下痛，耳痛，耳鳴などの様々な症状を引き起こす．ただし，茎状突起が過長であっても，症状を発現するのは4％程度といわれている．

　原因は，茎突舌骨靭帯の中にある2個の骨核が上方と下方に化骨して，茎状突起や舌骨小角と癒合して形成されるという説と，茎状下顎靭帯の石灰化で形成されるという説がある．

## Q2 Answer　保存的治療と外科的治療

保存的治療：抗菌薬，消炎鎮痛薬，筋弛緩剤，安定剤などで経過観察を行う．保存的治療で抵抗性の場合は手術的治療を考慮すべきである．

外科的治療：口内法と頸部外切開法がある．
- 口内法のメリット：
  ①頸部には術創が残らない．
  ②短い距離で茎状突起まで到達できる．
- 口内法のデメリット：
  ①術野が狭く大血管の周囲を操作する際には危険を伴う．
  ②口腔内の術創から深頸部感染をきたす可能性がある．
  ③茎状突起が長く太い場合は，口腔内から摘出するのは困難である．

最終的には症例に応じてアプローチ法を選択する必要がある．

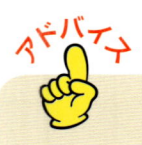

> アドバイス
> 茎状突起過長症は頻度が多くないので，日常診療において見落とされやすく，不運にもノイローゼとして精神科や心療内科で治療された例も報告されおり，忘れてはならない疾患である．

## 症例 24

**70歳，男性**

| | |
|---|---|
| 主訴 | 摂食障害 |
| 既往歴 | 脳梗塞，認知症，心筋梗塞. |
| 現病歴 | 慢性期病院入院中に咽頭痛出現，嚥下困難となり点滴のみとなる．慢性期病院では特に原因検索を行われなかった．認知症および脳梗塞があり十分な意思表示は困難であった．もともと義歯を装着して食事摂取をしていた．胃瘻造設目的に転院となった． |

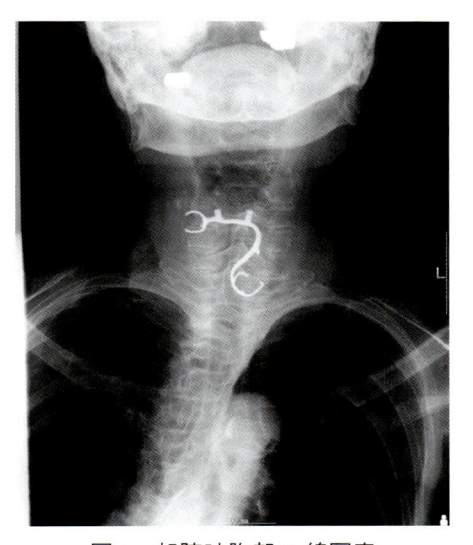

図1　転院時胸部X線写真

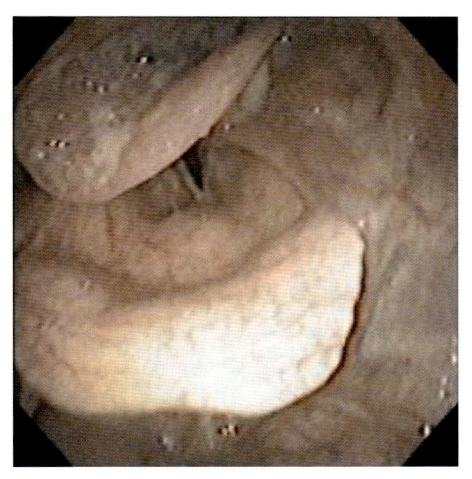

図2　転院時喉頭内視鏡所見

### Question 1　最も考えられる疾患は？

① 喉頭蓋炎
② 咽喉頭異物
③ 腫瘍性疾患
④ 頸部膿瘍

### Question 2　次に行うべき処置は？

## Q1 Answer　②咽喉頭異物（症例によっては④頸部膿瘍も合併する）

　胸部 X 線写真（図 1），喉頭内視鏡検査（図 2）ともに義歯を認め，咽喉頭異物である．
　鑑別として喉頭蓋炎などの炎症性疾患，心筋梗塞の一症状などが挙げられる．症状が急速に起こっていることから，腫瘍性病変はやや考えにくいとは思われるが，鑑別診断として考慮すべきであり，緊急性のあるものから除外を行う必要性がある．鉤をもった義歯などでは，食道穿孔やそれによる頸部膿瘍をきたす可能性がある．今回のケースではどの段階で義歯異物になったかは不明であるが，義歯をしていることに注意を払えばより早期に発見できた可能性があり，医療従事者のみではなく面会に来る家族への啓発も重要である．

## Q2 Answer　気道管理，異物除去

　まず気道管理を行う．可能なら経口挿管で，挿管が困難と判断した場合は局所麻酔下に気管切開術を行い，その後全身麻酔に移行して摘出術を施行する．
　本症例では麻酔科により静脈麻酔を行い，マスク管理下で一時的に換気を取りやめ，喉頭展開を行いマギール鉗子で摘出を行った．
　一般的な注意事項として，摘出の際には 3D-CT 画像（図 3）などを参考に，下咽頭・食道粘膜を損傷しないよう十分に注意を払う．粘膜損傷はその後の頸部膿瘍などの原因となり，経過によっては致命的となるため，摘出は可能な限り愛護的に行うことが肝要である．

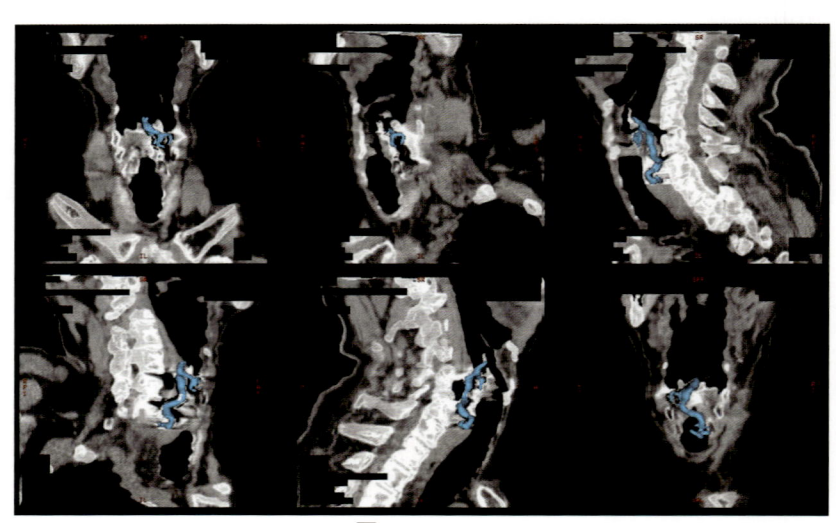

図 3　3D-CT
義歯の位置関係がわかるため，摘出の際の参考になる．造影剤を使用すれば，膿瘍の確認も可能．

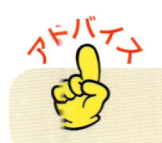

**アドバイス　医療従事者だけでなく家族・介護者の意識啓発が重要．**

## 症例 25

**39歳，女性**

| | |
|---|---|
| 主　訴 | 後頸部痛 |
| 現病歴 | 2日前から後頸部痛あり，増強してきたため近医総合病院内科受診．MRIで咽頭後部の炎症が疑われ，同日当院紹介となる．嚥下痛，呼吸時の痛みあり，頸部の可動が制限されていた． |
| 採　血 | WBC（6,700/μl），CRP（1.3mg/dl）． |

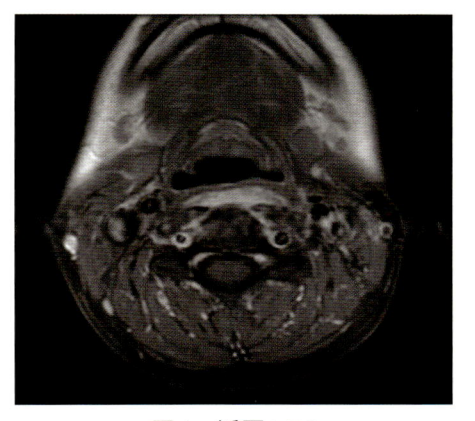

図1　近医 MRI

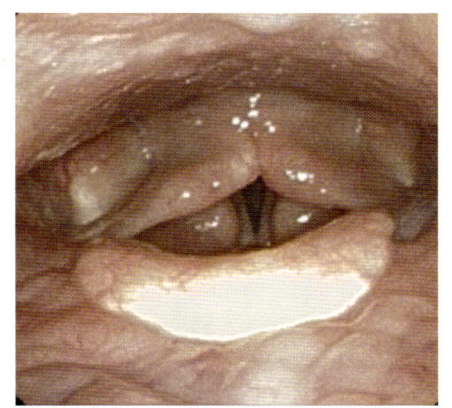

図2　局所所見

### Question 1　最も考えられる疾患は？

① 咽後膿瘍
② 石灰沈着性頸長筋炎
③ 化膿性脊髄炎
④ 髄膜炎

### Question 2　必要な検査を挙げよ．

### Question 3　今後の方針は？

## Q1 Answer　② 石灰沈着性頸長筋炎

持参のMRI所見・T2強調画像にて椎体前面に高信号を呈する病変を認め，咽後膿瘍がまず疑われる（図3）．しかし，局所所見では咽頭後壁の膨隆や粘膜の発赤はほぼ認めず，通常高度の炎症をきたす咽後膿瘍とは異なる印象を受ける．

他，急性発症の頸部痛の鑑別診断としては石灰沈着性頸長筋炎，髄膜炎，化膿性脊椎炎，解離性椎骨動脈瘤，脳出血，静脈洞血栓症などが挙げられる．

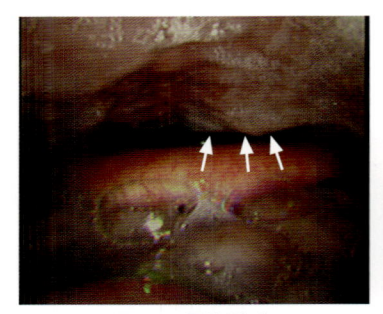

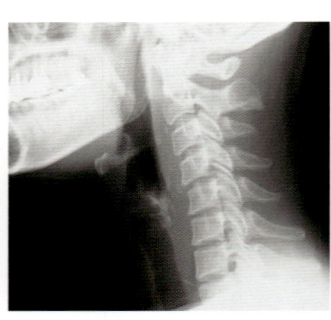

図3　咽後膿瘍　　　図4　頸部側面X線写真　　　図5　頸部CT

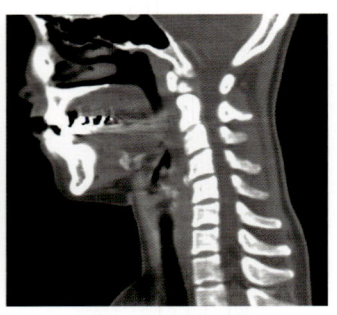

## Q2 Answer　頸部X線，CT，MRA，髄液検査

X線写真（図4），CTでC4/5レベルでは骨棘形成ではない石灰化が認められ（図5），石灰沈着性頸長筋炎と診断した．MRIで咽後膿瘍と同様の所見を呈するため，MRIのみで本疾患を診断するのは通常困難である．

## Q3 Answer　病理組織検査が必要

石灰沈着性頸長筋炎は頸長筋にハイドロキシアパタイトが沈着することで起こる石灰化腱炎と考えられている．繰り返す運動が契機の一つと推定されている．被膜に包まれた石灰の細粒がその破綻とともに周辺組織へ撒布され，その吸収過程に伴う炎症反応により，急激に咽頭痛，頸部痛，頸部可動制限が生じる．

急激な症状と比べ，血液検査，局所所見などの所見は軽く，消炎鎮痛薬などによる保存療法で通常1, 2週間で改善する．抗菌薬，ステロイドは通常不要．

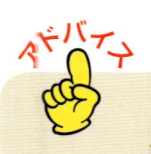

> **アドバイス**　急激に発症した頸部痛で局所所見や炎症反応に乏しい場合，本疾患を鑑別する．CT，X線写真で診断がつけば，咽頭後壁の切開は不要．

## 症例 26

**19歳 男性**

**主訴** 咽頭痛

**現病歴** 4〜5日前より咽頭痛あり，近医内科で急性扁桃炎として抗菌薬（ニューキノロン系）を内服するも症状の改善なく，39度台の発熱が持続し経口摂取も困難なため，入院加療目的で当院紹介となった．

**所見** 口蓋扁桃および上咽頭に白苔を認め（図1a, b），その他，両側口蓋扁桃肥大を認めたが，気道は著変なかった．

**血液検査** WBC（15,900/μl），CRP（9.09 mg/dl），AST（56 IU/l），ALT（84 IU/l），NEU（38.2%），LYM（49.2%），MONO（10.0%），EOS（0%），BASO（2.6%），異形リンパ球（15.5%）．

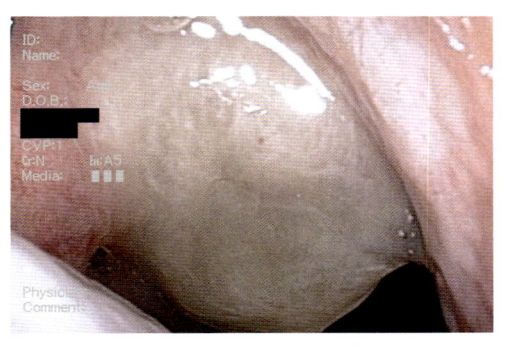

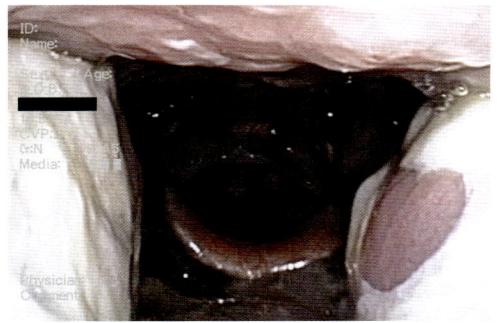

図1a 上咽頭の白苔

図1b 扁桃の白苔所見

**Question 1** 考えられる疾患を挙げよ．

**Question 2** 今後の方針について述べよ．

## Q1 Answer 急性扁桃炎，伝染性単核球症，無顆粒球症，扁桃ジフテリア，ワンサンアンギナ，猩紅熱

悪性リンパ腫でも腫瘍表面に白苔が付着することあり，注意が必要である．本症例は，扁桃，上咽頭に偽膜を呈し，炎症反応の増加とともに肝機能障害，異形リンパ球の増加がみられることから伝染性単核球症が最も疑われる．伝染性単核球症の原因はEBウイルスで，通例3歳までに感染するが初期感染が遅れたものは異常免疫応答を呈し，伝染性単核球症になる．若年者に多い．EBウイルス抗体の測定で確定診断となるが結果が出るまで4〜5日かかる．

本症例はVCA IgM7.6＋VCA IgG1.3＋とともに高値を示したため感染初期と考えられた．

急性扁桃炎は両側に膿栓が癒着し扁桃に偽膜様を呈することがあるが，肝機能障害や異形リンパ球の増加はみられない．

無顆粒球症は，同様に扁桃に白苔や黒褐色苔が付着し扁桃の壊疽が急激に拡大する．抗甲状腺薬や抗腫瘍薬などの薬物内服中に起きることが多く，血液中の顆粒球が著減もしくは消失する疾患である．

扁桃ジフテリアの白苔は剥離しにくく易出血性で，全身状態はかなり悪い．

## Q2 Answer

伝染性単核球症は40〜50%に脾，肝腫大がみられ，腹部エコーは必須である．脾臓破裂による出血性ショックとなった報告もあるため，肝臓内科に紹介して指示を仰ぐ．

本症例はエコーで軽度脾腫，肝腫大があるも2週間程度の経過観察で改善した（図2）．

治療は，安静による対症療法であるが，細菌感染を合併していることが多く抗菌薬が必要になるが，使用には注意が必要である．伝染性単核球症は免疫異常のためアレルギー反応が起きやすく，特にペニシリン系抗菌薬は禁忌である．マクロライド系，テトラサイクリン系が適する．本症例の経過：同日入院の上，ミノサイクリンiv＋補液にて保存的加療を行った．

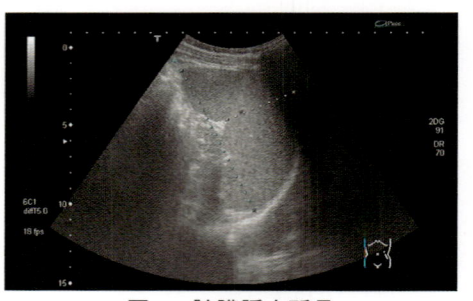

図2 脾臓腫大所見

入院当日，翌日はステロイドを投与し，粘膜腫脹の悪化を予防した．入院5日目より経口摂取可能となり，9日目に退院した．

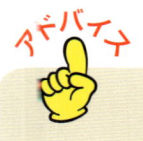

> **アドバイス**
> 若年者で両側口蓋扁桃に白苔を認めた場合や，口蓋扁桃に異常がなくても上咽頭に白苔を認めた場合には，伝染性単核球症を疑う．ペニシリン系抗菌薬は禁忌！

## 症例 27

**62歳，男性**

**主　訴**　咽頭異常感

**現病歴**　6か月前から咽頭異常感あり，近医耳鼻咽喉科を受診するも異常なく経過観察していた．1か月前より嚥下時の痛みを少し自覚するようになり当院受診．喉頭内視鏡にて左舌根肥大を認めた（図1）．舌根粘膜は正常なので生理的な肥大と思われたが，念のため単純CTを撮影したところ，粘膜下に腫瘤を認め，MRIを施行して進展範囲の確認を行った（図2）．

**既往歴**　心筋梗塞　アスピリン内服中．

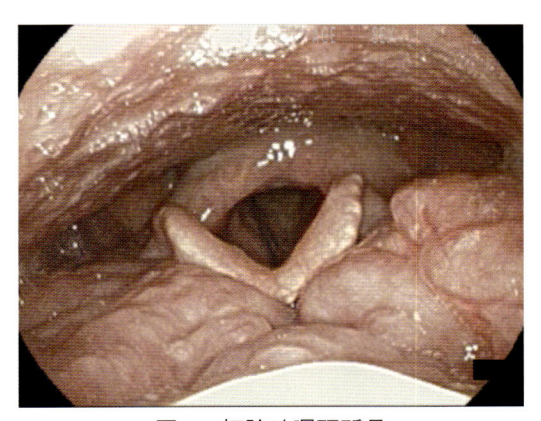

図1　初診時咽頭所見

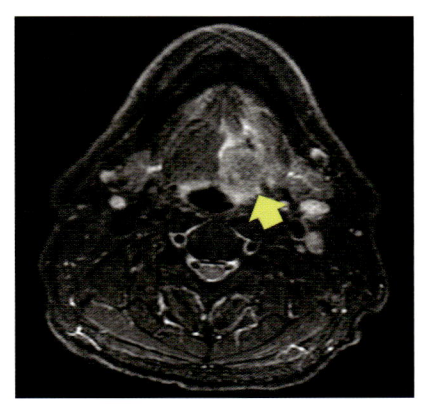

図2　MRI造影（水平断）

**Question 1**　次に行う検査は？

**Question 2**　治療法を挙げよ．

## Q1 Answer　組織検査

腫瘍が認められたことから組織検査は必須である．本症例では外来で2回の組織診，2回の穿刺細胞診を施行したが，結果が出ず，全身麻酔下に口腔底粘膜を切開し，舌深筋層を剥離，深部より腫瘍を採取した．

他に悪性リンパ腫，異所性甲状腺，神経原性腫瘍等の良性腫瘍などを疑い，画像検査（造影CT，MRI）や採血（可溶性IL-2レセプター抗体，TSH，fT3，fT4）を施行しておく．異所性甲状腺を疑う場合はヨードシンチグラフィーも有用である．

悪性疾患の診断がつけば全身検査（PET/CT）を施行しステージを確定する．癌腫の場合，食道癌の合併症が比較的高いため上部消化管内視鏡も忘れず施行する．

検査の結果，扁平上皮癌 T4a N2b M0 となった．

## Q2 Answer

**1. 手術療法**：進行癌の場合は手術療法が望ましいが，舌根は嚥下において非常に重要な役割を果たしており，舌根切除が大きくなれば術後誤嚥は免れない．手術の場合は舌根を可能な限り残し，喉頭吊り上げ術などの嚥下改善手術も同時に行う必要があるが，術前から切除により誤嚥のリスクが高いと判断された場合は喉頭全摘出を行う承諾を取らなければならない．進行癌T3以上の場合，喉頭全摘出率は高くなるため患者のPS，年齢，社会的背景などを考慮した方針決定が必要．

**2. 放射線化学療法**：進行癌の場合は全身投与よりも動注化学療法併用による放射線治療が望ましい．

腫瘍を栄養する動脈にカテーテルを挿入し抗癌薬を投与する．全身投与に比べ40倍の効果があるといわれ，照射期間中に投与量も全身投与に比べ2〜3倍投与できる．

投与方法にはセルジンガー法と逆行性動注療法があり，それぞれ以下に述べる長所短所がある．

- 逆行性超選択的動注療法

    浅側頭動脈よりカテーテルを挿入し外頸動脈経由で腫瘍栄養動脈にカテーテルを挿入．
    長所：外頸動脈経由なので脳梗塞の合併症がほとんどない．カテーテルの長期留置が可能．
    短所：逆行性に挿入するため，手技が困難なことがある．
- セルジンガー法による選択的動注療法

    総頸動脈→外頸動脈経由で腫瘍の栄養血管にカテーテルを挿入
    長所：カテーテルの挿入は逆行性より簡便．複数の血管を選択することができる．
    短所：操作による脳梗塞の合併が1〜4%起こる．投与ごとにカテーテルを抜去．

本症例は年齢も若く，喉頭全摘出を強く拒否されたため超選択的動注併用の放射線治療を行った（図3）．

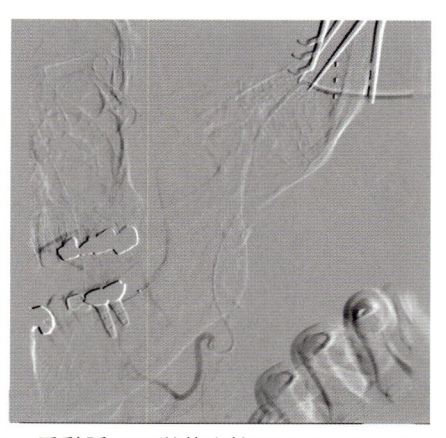

図3　舌動脈より栄養血管にカニュレーション

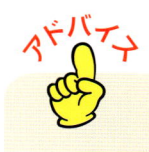

> **アドバイス**　舌根粘膜が正常でも左右差があれば，画像で腫瘍の有無確認は必要．

## ☕ COFFEE BREAK

### 絵カードを使用した診察（図1〜10）

　耳鼻科診察は，処置をされる部位が頭に近い，患者さんが自分で処置をみることができない，不気味な機械音がするなど，不安を煽る材料が満載である．小児では恐怖感も加わり診察に抵抗することも誰もが経験されていることと思われる．当科は，筆者が広島市こども療育センターの嘱託医を兼ねていることもあって，自閉症・アスペルガー症候群のケースの受診も珍しくない．待合室から診察室に入れない，聴力検査室に入れないといったケースも経験した．少しでもこれらの子どもたちの診察がスムースにできるようにするために，6年前に言語聴覚士と協力して各種絵カードを作成した．絵カードを提示しながら口頭で予告することや，予約時間を守り待ち時間をほとんどなくすなどの工夫で，診察が抵抗なく行えるケースが少しでも多くなるように努めている．勿論，絵カードだけで万事うまくいくわけではないが，「思いやりを持って親切丁寧に診察を行うことを心がける」と子どもの反応がまったく違うものである．現在は，ほとんどの幼児に絵カードを使用しているが（図1），抵抗や拒否なく効果的に診療ができ，子どもとのコミュニケーションもとりやすい．最近では，診察場面の絵カード（図2）を示すと保護者が自然にその体勢を作ってくれている．これらのことは，具体的にわかりやすく見通しをつけて説明することの重要性を示しており，成人にも通じることと思われる．

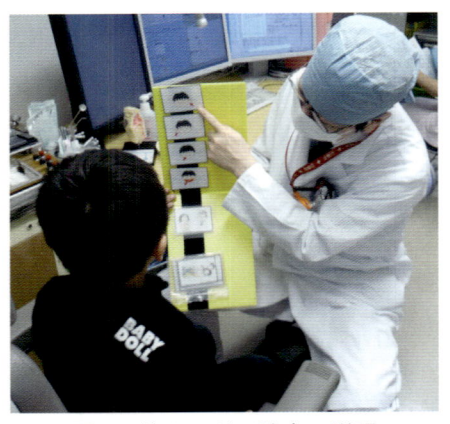

図1　絵カードで診察の説明

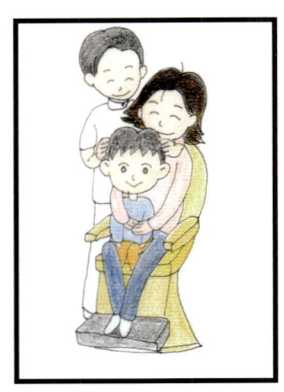

図2　診察場面

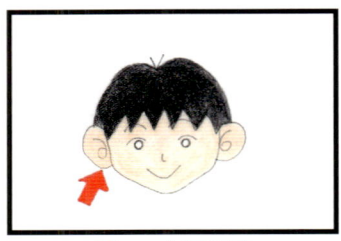

図3　右耳診察

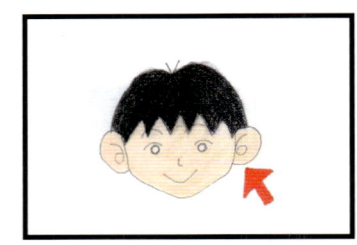

図4　左耳診察

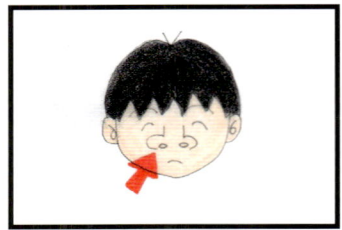

図5　鼻診察

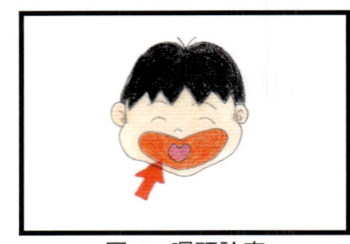

図6　咽頭診察

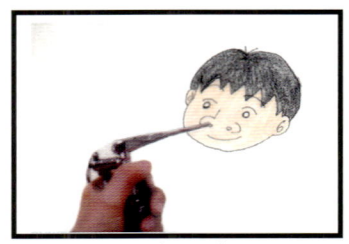

図7　鼻スプレー

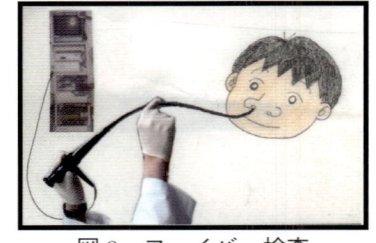

図8　ファイバー検査

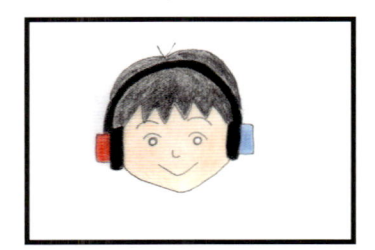

図9　聴力検査

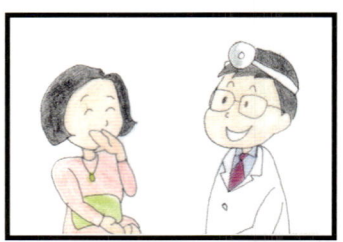

図10　説明

## 症例 28

**50歳, 女性**

| | |
|---|---|
| 主 訴 | 呼吸困難 |
| 既往歴 | 小児脳性麻痺 |
| | 飲酒・喫煙歴なし. |
| 現病歴 | 1か月前から嚥下障害あり, 近医耳鼻咽喉科受診し, 内視鏡などの検査を受けるも問題ないといわれた. 嚥下障害は変わらず, 呼吸苦も出現してきたため再診したところ, 下咽頭に隆起性病変を認め当院紹介になった. 小児脳性麻痺あり, 言語でのコミュニケーションをとるのが難しい. |
| 所 見 | 内視鏡検査にて咽頭後壁に隆起性病変あり (図1). 喉頭に over hang する形で存在. |
| | 反回神経麻痺なし. 言葉による意思疎通はできないが, 仰臥位で呼吸苦の訴えを表情で示す. 頸部リンパ節の腫脹はない. 初診時の頸部造影 CT (図2) と採血結果を示す. |
| | WBC (4300/μl), Hb (7.3g/dl), MCV (61.1fl), MCH (15.6), MCHC (25.5g/dl), PDW (22.5%), Plt (20.6万/μl), Fe (34 μg/dl), フェリチン (10ng/ml). |

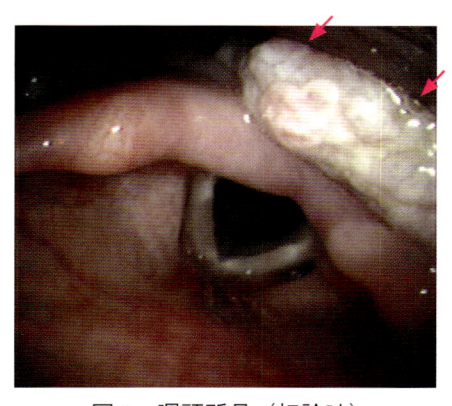

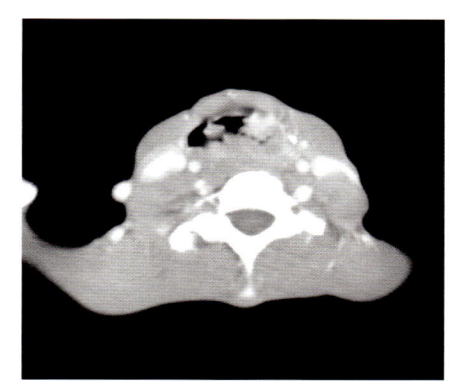

図1　咽頭所見 (初診時)　　図2　頸部造影 CT (初診時)

**Question 1**　考えられる疾患を挙げよ.

**Question 2**　この疾患の特徴について述べよ.

## Q1 Answer　Plummer-Vinson syndrome

飲酒・喫煙歴のない女性で鉄欠乏性貧血が疑われ下咽頭に腫瘍があれば，同じ下咽頭癌でも Plummer-Vinson syndrome を疑わなければならない．

## Q2 Answer

鉄欠乏性貧血は，MCV MCHC の低下で表される小球性低色素性貧血で，血清鉄の低下，血清フェリチンの低下がみられる．中でも舌炎や嚥下障害を伴うものを Plummer Vinson（プランマー－ヴィンソン）症候群と呼ぶ．この疾患に下咽頭癌を併発する原因は，咽頭に web が生じ，この web への食餌の慢性刺激が関係しているといわれている．

女性優位で発生部位は輪状後部型が多い．

治療方針は他の下咽頭癌に準ずるが，貧血が進行している場合が多く，鉄剤を投与して貧血の改善も平行して行う．

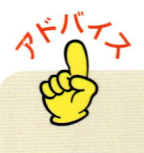

> 貧血のある女性で，のどの違和感を訴えるケースでは，下咽頭癌に注意する．

## 症例 29

**69歳，女性**

| | |
|---|---|
| 主　訴 | 嗄声 |
| 既往歴 | 子宮脱の手術．20歳の時，結核． |
| 現病歴 | X年Y月Z日：午前中に急に嗄声出現． |
| | Z＋1日：B耳鼻咽喉科受診．左声帯の動きが不良であると指摘された． |
| | Z＋3日：当科紹介受診．局所喉頭所見を示す（図1）． |
| | 40日間で8kg体重減少． |

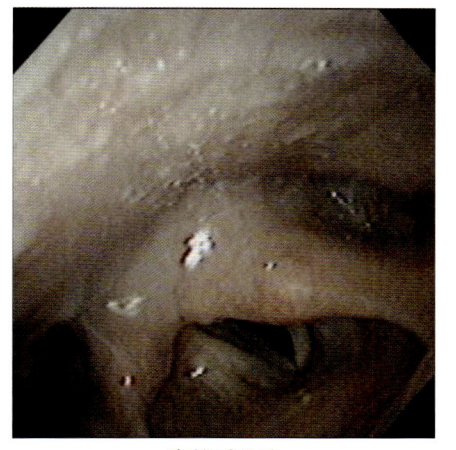

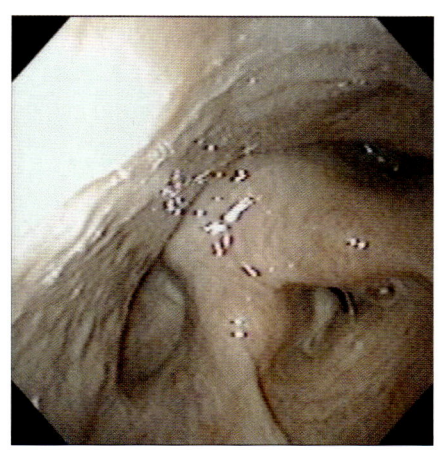

安静呼吸時　　　　　　　　　　発声時

図1　喉頭内視鏡検査所見

**Question 1**　喉頭内視鏡検査の局所所見は？

**Question 2**　梨状陥凹，披裂部をよりよく観察するための体位は？

**Question 3**　次に行うべき検査は何か？　今後の診断アプローチについて．

## Q1 Answer　左声帯麻痺

喉頭癌や下咽頭癌などの局所的に麻痺の原因になる病変を認めない．

## Q2 Answer　頸部回旋位による観察

下咽頭をよく観察するために，通常時の観察に加えて，右側梨状陥凹を視診するためには頭部を左側に向け，左側梨状陥凹を観察する場合は右側に頭部を向けるとよく観察できる（図2）．

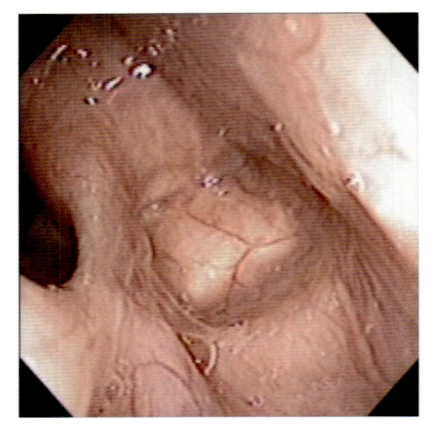

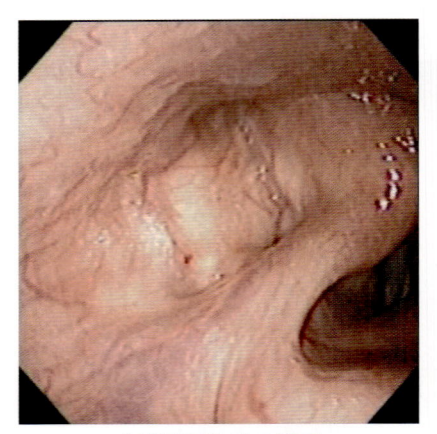

右頸部回旋時の観察　　　　　左頸部回旋時の観察

図2　頸部回旋による下咽頭の観察

## Q3 Answer　頸部〜胸部画像検査

声帯麻痺の原因になる疾患を表に示した．

初診時に，気管挿管や手術既往（特に甲状腺等の頸部手術，心臓手術，肺手術）について訊ねると問診のみで原因が特定できる場合がある．耳鼻咽喉科医としては，その上で，下咽頭癌や喉頭癌などの悪性腫瘍をはじめとした声帯麻痺の原因検索を徹底的に行う必要がある．

この症例では咽喉頭に著変を認めず，縦隔，肺門，鎖骨上窩に多発性リンパ節腫大を認め（図3），その後の精査の結果，大腸癌の多発リンパ節転移と診断された．結核病変はみられなかった．

その他，咽喉頭に麻痺の原因を認めない声帯麻痺の原疾患として大動脈瘤（図4），甲状腺癌（図5），食道癌（図6），脳血管障害などの検索が必要である．

註）次ページに提示した図3〜6は，全例，嗄声を初発症状として受診したケースである．

表 声帯麻痺をきたす疾患

| 神経損傷 | 交通事故，手術時の神経損傷 |
|---|---|
| 神経圧迫／浸潤 | 腫瘍（頸静脈孔腫瘍，頭頸部癌頸部リンパ節転移，甲状腺腫瘍，食道癌，肺癌，縦隔腫瘍），気管挿管，大動脈瘤 |
| 急性感染 | 水痘帯状疱疹ウイルス再活性化，咽頭炎，喉頭炎 リンパ節炎，胸膜炎 |
| 中枢神経疾患 | 脳血管障害 |
| 特発性 | 約半数が原因不明例 |

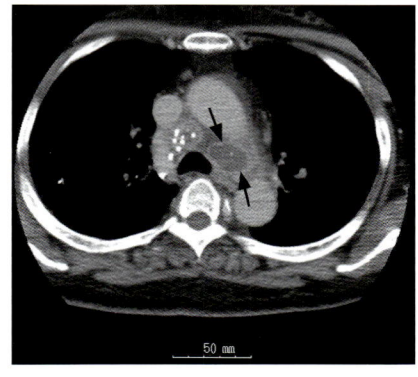

図3 大腸癌の大動脈周囲リンパ節転移に伴う左声帯麻痺
造影胸部CT（69歳，女性）

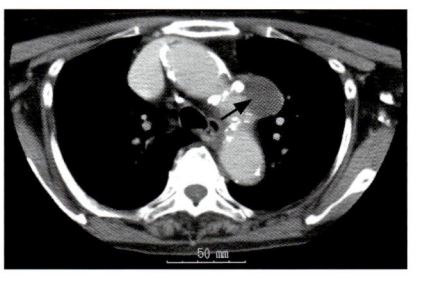

図4 大動脈瘤に伴う左声帯麻痺
造影胸部CT（82歳，女性）

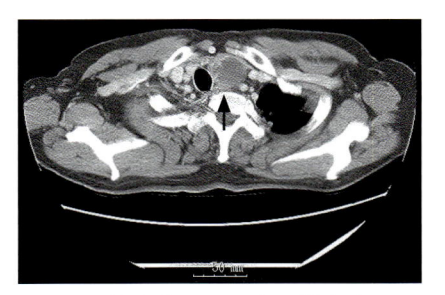

図5 甲状腺癌による左声帯麻痺
（62歳，男性）

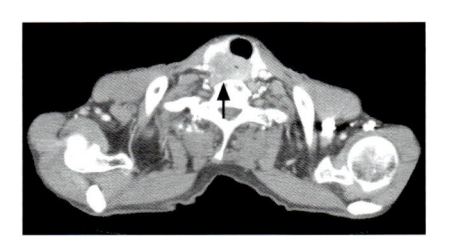

図6 食道癌による右声帯麻痺
（54歳，男性）（香川県立中央病院症例より）

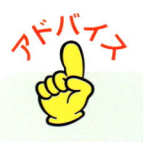

> **アドバイス**
> 咽喉頭に著変を認めない声帯麻痺のケースには頭部，食道，甲状腺，肺尖，大動脈など反回神経走行路の疾患の検索目的で頭部〜胸部の画像検査を行う．

このように声帯麻痺の症状を唯一の症状として受診し，咽喉頭に原因疾患を認めない場合には，反回神経の走行経路，すなわち頭蓋内〜頸部〜胸部の病変の検索が重要となる．

頸部超音波検査，頸部から胸部造影CT検査，上部消化管内視鏡検査，頭部・頭蓋底MRI検査が原疾患の検索に有用である．

## COFFEE BREAK

**電子聴診器**

生後5か月児，鼻汁，咳，痰がひどく，夜も眠れないとのことで耳鼻科クリニック受診．診察中，突然，呼吸促迫状態，SpO$_2$ 80％台となった．酸素吸入にて90％台に回復したが，救急搬送し，喘息様気管支炎の診断で入院となった．

この経験から，小児では**電子聴診器**（3M Littmann Model 4100）を用いて呼吸数の増加，減弱，左右差，wheezing, rhonchi, ラ音，声門下レベルでの狭窄音の有無等を聴診している．耳鼻咽喉科外来は子供の声や器具の洗浄音などかなり賑やかなため，周囲ノイズをカットして，必要な音を大きくしてくれる電子聴診器は必須と考える．耳鼻咽喉科クリニックではなかなか胸部X線まで撮るところは少ないが，聴診で得られる情報は非常に多く，耳鼻咽喉科医も積極的に行いたい．3M Littmann Model 4100の場合，周囲ノイズを平均75％低減し，25dBの音響増幅機能をもつ．最新Model 3200はさらに機能を改良したようである．

また，**パルスオキシメータ**も，Novametrix社 Digital Oximetry model 513®等の巻き付けタイプの乳幼児用センサーを用意しておく方がよい．乳幼児がRSウイルスによる急性細気管支炎を発症すると呼吸困難など重症化するリスクが高く，迅速検査がやっと外来診療でも乳児に限り保険適用となった．

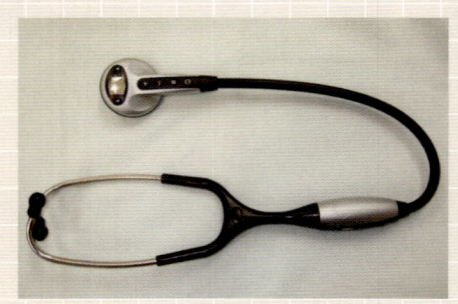

図1 電子聴診器
（3M Littmann Model 4100）全体

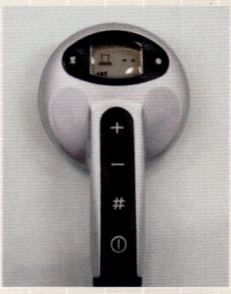

図2 電子聴診器
（3M Littmann Model 4100）
チェストピース

## 症例 30

**25 歳，男性**

| | |
|---|---|
| 主 訴 | 呼吸困難，嚥下不能． |
| 既往歴 | 10 代より特に誘因なく上下肢や顔面の腫脹が出現し，自然に軽快する． |
| 現病歴 | 受診 2 日前に顔面全体の腫脹が出現，自然消退した．受診当日午後より徐々に嚥下困難，唾も飲み込めなくなった．近医受診，喉頭浮腫を指摘され，当院紹介，緊急入院となる． |
| 血液検査所見 | WBC（14,000／μl）　CRP（0.24 mg／dl）． |
| 経 過 | 入院 2 時間後に突如意識消失．輪状甲状間膜切開による緊急気道確保を行い，ICU へ入室．入院 1 日目気管切開，同 3 日目には喉頭浮腫改善，抜管．入院 7 日目退院となる． |

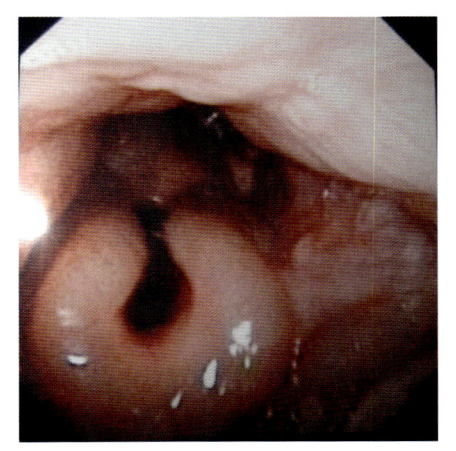

図 1　初診時内視鏡所見

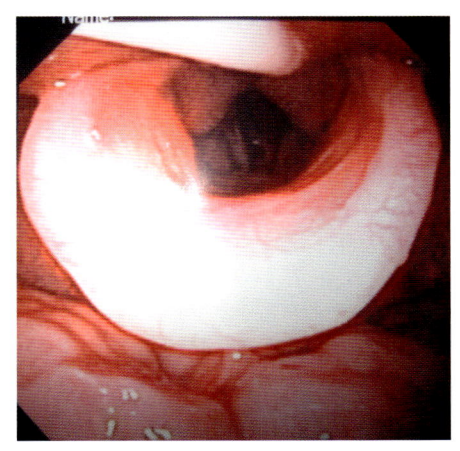

図 2　入院 3 日目内視鏡所見

**Question 1**　考えられる疾患は？

**Question 2**　診断に必要な検査は？

**Question 3**　今後の治療方針は？

## Q1 Answer ①急性喉頭蓋炎，②遺伝性血管性浮腫（HAE: hereditary angioedema），③クインケ浮腫

HAE は皮下または粘膜下組織に突然発症する限局性の浮腫性腫脹を特徴とする．頭頸部領域を主病変とする場合はクインケ浮腫と呼ばれている．

今回の症例ではいわゆる急性喉頭蓋炎にしては以下の点が非定型的であった．
- 喉頭所見のわりに疼痛の訴えがない．
- 経過中，血液検査で炎症反応の上昇を認めなかった．
- 発症から軽快するまでの経過が非常に短期間である．

また，軽快後の問診により
- 以前より時に顔面や上下肢の腫脹が出現することがあった．
- 症状は軽いが今回のような呼吸困難感が出現することがあった．
- 数日続く原因不明の腹痛がある．
- 患者の母親にも反復する手足の腫脹の既往があった．

以上より，HAE と診断した．

## Q2 Answer C1 エラスターゼインヒビター（C1-INH）活性の測定

HAE は補体第 1 成分の活性化を抑制する C1-INH の欠損または機能異常が原因の常染色体優性遺伝の疾患である．血中の補体（CH50，C4）でスクリーニングができ，C1-INH 活性の測定により診断する．

## Q3 Answer C1-INH 製剤（ベリナート P®）の投与

頭頸部（特に口腔や咽喉頭粘膜）の浮腫，急性腹症様の腹部症状を呈することが多く，ステロイド薬や抗ヒスタミン薬は無効である．急速に咽喉頭浮腫をきたす重症例では，致死率は 30％との報告もある．

急性期には C1-INH 製剤（ベリナート P®）の投与が有効であり，常に緊急気道確保の可能性を念頭において診療にあたる．

クインケ浮腫をきたす病因としては，後天性 C1-INH 欠損症，薬剤誘発性，物理的刺激，特発性などがある．

薬剤誘発性血管性浮腫としては ACE 阻害薬によるものがあり，多くは投与開始後 1 週間以内に発症するが，最長では投与開始後 6 年で発症したという報告もある．その他の薬剤としてはアンギオテンシンⅡ受容体拮抗薬（ARB），非ステロイド系消炎鎮痛薬，ペニシリン系抗菌薬，経口避妊薬，線溶系酵素などがある．

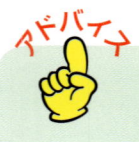

> **アドバイス**
> 通常の急性喉頭蓋炎と異なる経過の喉頭浮腫を診た場合には，HAE の可能性を考える．喉頭浮腫は気道狭窄に至る可能性があるので気道確保のとれる体勢をとりながら，鑑別を進める．

## 症例 31

**76歳，女性**

| | |
|---|---|
| 主 訴 | 嗄声 |
| 既往歴 | 吸入ステロイド薬を用いた気管支喘息の加療中．<br>高血圧，高脂血症の加療中．<br>肺結核既往あり． |
| 現病歴 | X年10月頃から嗄声あり．<br>近医内科にて加療するも改善せず，精査加療目的で当科紹介受診．<br>喉頭内視鏡検査の所見を示す（図1）． |

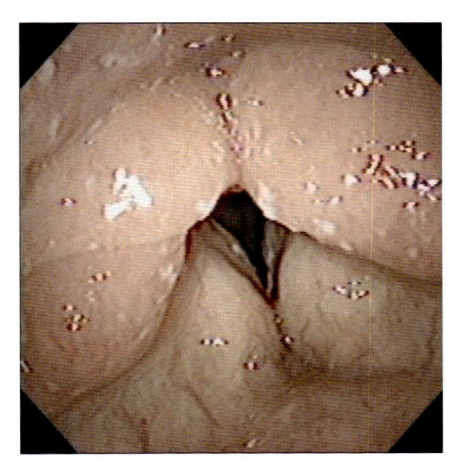

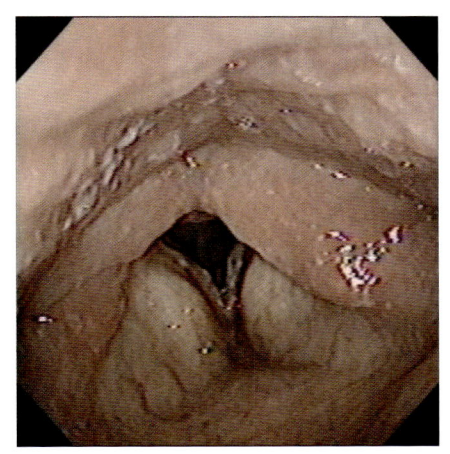

図1　喉頭所見

**Question 1**　問診で聞くべきことは？

**Question 2**　治療方法は？

## Q1 Answer 吸入ステロイド薬使用の有無，肺結核の詳細

　咽頭後壁から喉頭の粘膜にかけて白色病変を認め，真菌に伴う咽喉頭炎が最も疑われる．気管支喘息の加療でステロイド薬使用についての確認が，まず必要である．特に外用薬の使用の有無の問診は重要である．また，肺結核の既往があるので，いつ頃に結核加療を行ったか，咳，痰の有無などの症状の問診も必要である．この例では，紹介先の内科医に結核検査を依頼し，陰性であった．さらに，細菌検査の結果では *C. albicans* が検出され，経口ステロイド薬の使用による喉頭真菌症と診断した．経口ステロイド薬の使用では，口腔咽頭にも同様な所見を呈することがあり注意する．

## Q2 Answer 吸入ステロイド薬の中止

　ステロイド薬の中止を可能な限り内科医に依頼することが第一である．また，抗真菌薬（ミコナゾールゲル，アムホテリシンBシロップ，イトラコナゾール）の局所療法を行う．この例では，吸入ステロイド薬を中止後，2週間で治癒と判定した（図2）．

　その他，喉頭に白色病変を認めた場合には，喉頭白板症（図3），喉頭乳頭腫，喉頭癌（図4），喉頭結核を疑う必要がある．

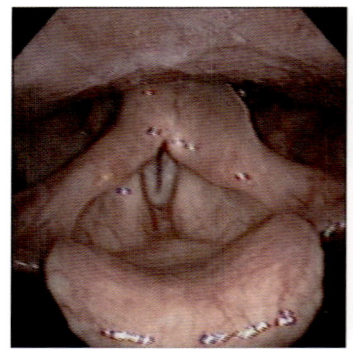

図2　治療後喉頭所見 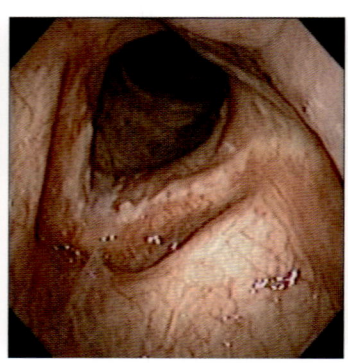　　　図3　喉頭白板症 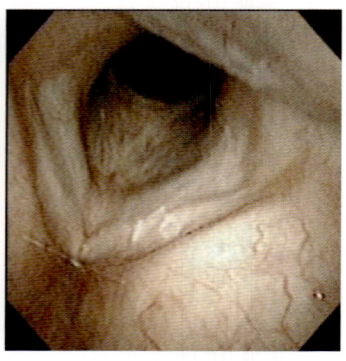　　　図4　喉頭癌

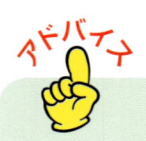

> **アドバイス**　喘息治療中のケースでは，喉頭に白色病変を認めた場合，喉頭真菌症を念頭に入れ診断と治療を進めることが重要である．

## 症例32

**71歳，女性．**

- **主訴**：嚥下痛．
- **既往歴**：高血圧，糖尿病．慢性感染症の既往なし．
- **現病歴**：X年8月16日から嚥下痛．9月7日A耳鼻科受診．咽頭異常なく，声門下の発赤認めた．内服抗菌薬，消炎薬を投与するも，発赤が持続し，9月24日当科紹介受診．（図1）のごとく声門下正中に潰瘍形成する腫瘤を認めたため，喉頭腫瘍を疑い，10月3日全身麻酔・直達喉頭鏡下に生検を施行した．
- **病理**：HE染色では上皮下のリンパ球浸潤と壊死組織を認め，非特異的所見であった（図2）．喉頭の慢性炎症として経過観察を行った．前医でも消炎酵素薬などの治療を行ったが，潰瘍性病変は不変であった．

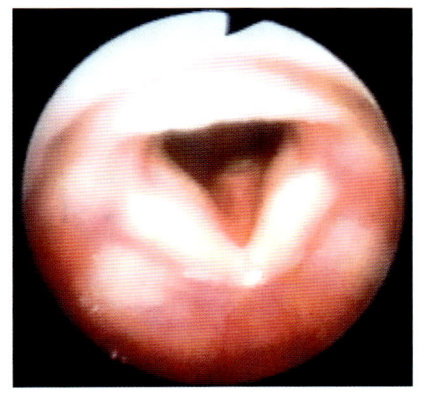

図1 初診時喉頭所見（声門下潰瘍性腫瘤）

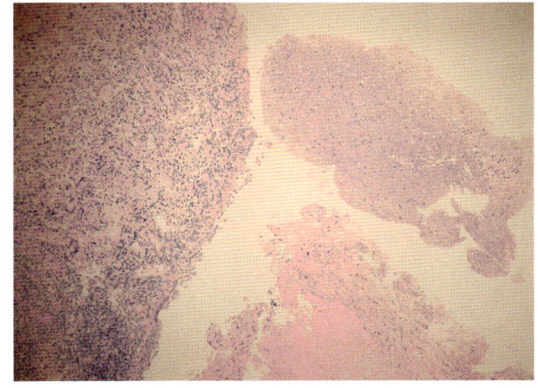

図2 喉頭組織（HE染色）

**Question 1** 疑われる病名を挙げよ．

**Question 2** 鑑別のために必要な検査は？

## Q1 Answer　ベーチェット病, 類天疱瘡, 喉頭結核, 喉頭サルコイドーシス, 喉頭梅毒, 喉頭癌など

喉頭の潰瘍性病変を認めた場合には上記を疑う．肺結核に続発して喉頭に結核性病変をきたすことがある．組織学的に乾酪性肉芽腫を認める．

## Q2 Answer　①初回生検標本の Ziehl Neelsen 染色, ②胸部 X 線検査

抗酸菌が染色されており（図 3）（紫色の杆状菌），結核菌感染症と診断された．

かつては肺結核の 30% に喉頭結核が合併すると報告されていた．化学療法の進歩により，肺結核に喉頭結核を合わせて認めることはきわめて稀となったが，再興感染症として依然結核は重要な疾患である．ただし本症例で施行した胸部 X 線検査（図 4）では，胸部病変は指摘されず，喉頭のみに臨床的結核を認めるという症例であった．

その他，喀痰塗抹，培養は必須であり，ツベルクリン反応陽性も参考になる．ただしわが国では BCG 接種普及のためツ反陽性は，かならずしも結核の診断とはならない．最近では PCR 検査を組み合わせて行うことが多い．また, QFT 検査（クォンティフェロン TB-2G 検査）は BCG 接種の影響を受けずに結核感染の診断を行うことができ，最近よく施行されている．

さらなる問診で患者の夫が 2 年前に肺結核の治療歴があったことが判明した．

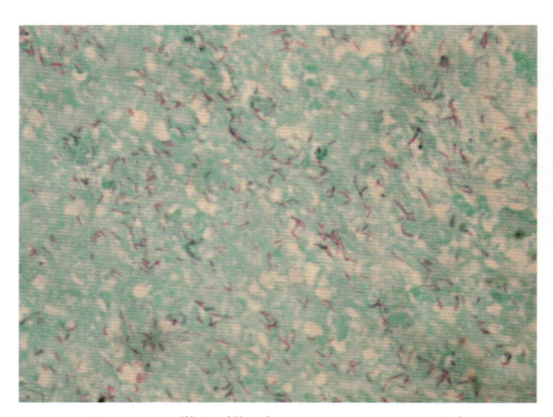

図 3　声帯組織（Ziehl Neelsen 染色）　　図 4　胸部 X 線検査

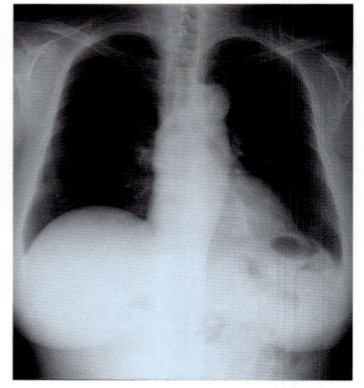

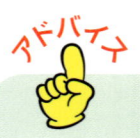

> **アドバイス**
> 再興性感染症として「見た目が汚い喉頭腫瘍」の場合，本疾患も鑑別する．結核菌感染症は決して過去のものではないことを意識する必要がある．

## 症例 33

**65歳，男性**

| | |
|---|---|
| 主　訴 | のどの違和感. |
| 既往歴 | 糖尿病，喉頭蓋嚢胞. |
| 嗜好歴 | タバコ　20本 × 45年. |
| 現病歴 | 喉頭蓋嚢胞に対し，近医耳鼻科で1年置きに経過観察を行っていた．のどの違和感が出現したため，予約外で近医再診．前回受診時に比べ嚢胞のサイズが若干増大していたため，総合病院紹介となった．喉頭蓋嚢胞（図1）を認め，本人希望もあり手術予定とした．術前血液検査結果は下の通りであった（表1）． |

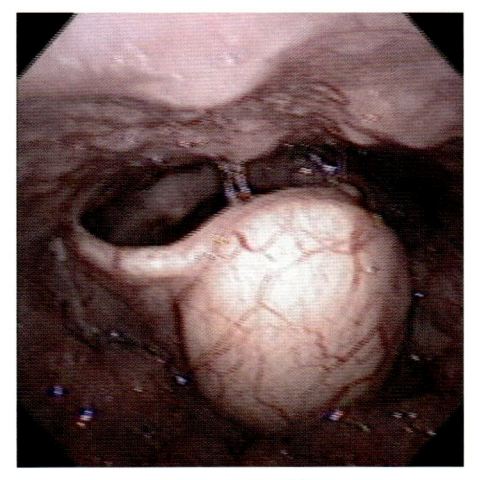

図1　喉頭所見

表1　血液検査所見

| | | | | |
|---|---|---|---|---|
| 白血球 | 13400 | | AST | 48 |
| 赤血球 | 389万 | | ALT | 26 |
| ヘモグロビン量 | 12.5 | | LDH | 437 |
| ヘマトクリット | 36.7 | | CK | 362 |
| 血小板 | 26.4万 | | TCHO | 231 |
| CRP | 6.782 | | TP | 6.9 |
| | | | ALB | 3.7 |
| 血漿グルコース | 177 | | BUN | 17 |
| HbA1c | 6.5 | | Cr | 1.05 |

### Question 1　最も考えられる疾患は？

① 喉頭蓋嚢胞感染
② 喉頭アレルギー
③ 心筋梗塞による一症状
④ 咽喉頭逆流症

### Question 2　次に優先的に行うべき検査は？

## Q1 Answer　③心筋梗塞による一症状

　耳鼻咽喉科医師として，局所所見からまずは喉頭蓋嚢胞を考える．感染などにより増大している可能性がある．しかしながら，日常診療においては鑑別診断を考慮することが重要であり，今回の血液データには注意すべき点がある．

　白血球数，CRP高値は喉頭蓋嚢胞の感染でも説明が可能であるが，今回の局所所見と矛盾する印象を受ける．CK高値，LDH高値，AST高値となっているが，これは喉頭蓋嚢胞の感染のみでの説明は困難である．

　糖尿病，喫煙者であることから，血管病変のhigh risk症例である．さらに糖尿病により胸痛などがマスクされる可能性がある．鑑別診断として心血管病変を疑う必要があった．

　心筋梗塞の症状として突然発症する，締めつけられるような前胸部痛が特徴的といわれているが，関連痛が左肩から左上肢に広がることや喉，顎などに違和感を訴えることもある．

## Q2 Answer　心電図，心臓カテーテル検査

　心筋梗塞を疑う症例では，緊急性から心電図検査を行う．心電図上も心筋梗塞が疑われた場合は，カテーテル検査を行う．

　今回の症例では診察初日に心電図検査を行ったが洞性徐脈（HR40bpm前後），1°AVブロックを認めたのみであった．2日後に総合病院循環器内科受診，心電図上 Mobitz II 型の 2°AV ブロックが出現，心エコーでは下壁に無収縮があり，左室駆出率は低下していた．

　以上より，亜急性心筋梗塞と診断．同日当院循環器科入院，緊急心臓カテーテル検査施行．右冠動脈中間部に99％の狭窄が見つかり（図2），今回の下壁心筋梗塞の原因部位と考えられた．カテーテル検査に引き続き，経皮的冠動脈形成手術施行．術後から喉の違和感が急速に軽減，消失しており，症状の原因は喉頭蓋嚢胞感染ではなく，一連の心筋虚血によるものであろうと考えられた．

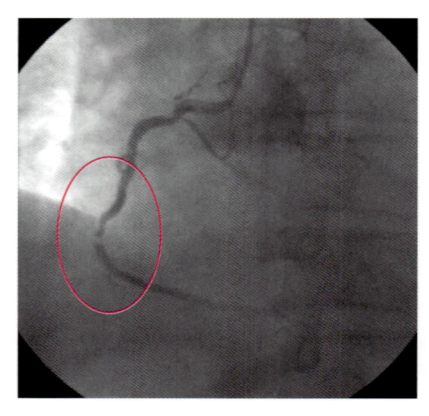

図2　心臓カテーテル検査写真
赤丸が狭窄部

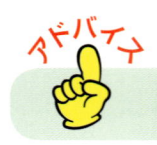

**アドバイス**　日常診療では耳鼻咽喉科疾患だけでなく，全身疾患も意識する．

## 症例 34

**57 歳，女性**

| | |
|---|---|
| 主　訴 | のどの違和感． |
| 既往歴 | 不整脈，高血圧，緑内障． |
| 嗜好歴 | 喫煙，飲酒なし． |
| 職　業 | 事務職． |
| 現病歴 | 嚥下時ののどの違和感を自覚し，近医耳鼻咽喉科を受診した．喉頭の腫脹を軽度認め，1 か月間保存的に加療したが腫脹が増悪し，嗄声も出現したため精査・加療目的にて紹介受診となった．咽頭痛はなく，皮膚・神経にも異常は認めなかった．喉頭内視鏡検査を行うと，声帯可動性は良好だが喉頭が全体に腫脹しており（図 1），一部を生検して病理組織検査を行った（図 2）． |
| 血液生化学検査所見 | WBC（4600／μl），RBC（471×10⁴／μl），Hb（13.2 g/dl），Ht（42.1％），Plt（25.4×10⁴／μl），CRP（0.210 mg/dl） |
| 咽頭真菌培養 | 陰性． |
| 血清梅毒反応 | 陰性． |
| ツベルクリン反応 ＆ クオンティフェロン検査 | いずれも陰性． |

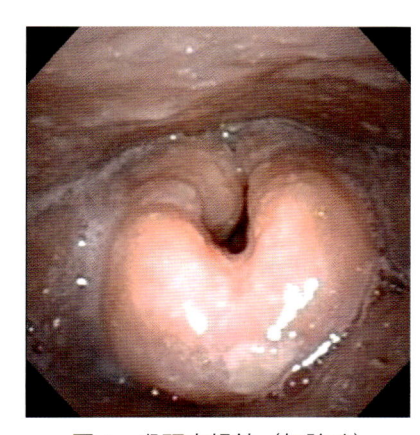

図 1　喉頭内視鏡（初診時）

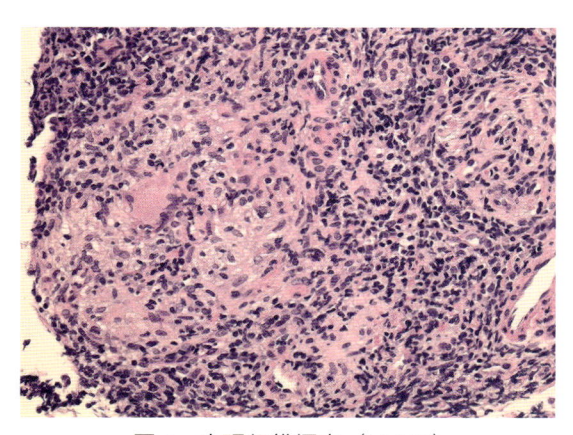

図 2　病理組織標本（×100）

**Question 1**　最も疑う疾患は？

**Question 2**　確定診断に必要な検査は？

## Q1 Answer　喉頭サルコイドーシス

　喉頭内視鏡所見での鑑別診断として，急性喉頭炎・急性喉頭蓋炎・悪性腫瘍・リンパ腫，などが挙げられる．

　また，肉芽腫病変としての鑑別としては結核・真菌感染症・梅毒・癩・シリカ肉芽腫・ベリリウム症，などが挙げられる[1,2]．

　本症例では病理組織検査で非乾酪性類上皮細胞肉芽腫を認めており，喉頭サルコイドーシスが最も疑われる．

## Q2 Answer　サルコイドーシスの診断基準（表1）に基づく検査

　サルコイドーシスは原因不明の多臓器性肉芽腫性疾患であり，呼吸器疾患ガイドラインにおいて組織診断群と臨床診断群に分けてなされる[3]（表1）．

　主な症状は両側肺門リンパ節腫脹，肺浸潤，眼症状，皮膚症状などであるが，あらゆる臓器に発症する可能性がある．

　サルコイドーシスの治療にはステロイド投与，放射線治療，外科的切除がある．

　本症例は既往歴に緑内障があったため，眼科にコンサルトした後プレドニゾロン10mg/日からの漸減投与を3か月間行った結果，喉頭の腫脹は著明に改善した（図3）．

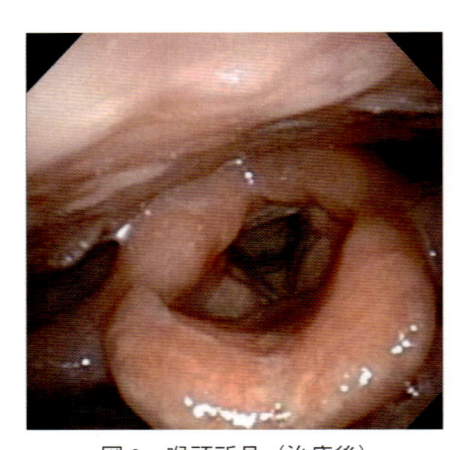

図3　喉頭所見（治療後）

**表1　サルコイドーシスの診断基準**

〈組織診断群〉
　一臓器に組織学的に非乾酪性類上皮肉芽腫を認め，かつ下記の1）〜3）のいずれかの所見が認められるもの．
　1）他の臓器に非乾酪性類上皮細胞肉芽腫を認める．
　2）他の臓器で「サルコイドーシス病変を強く示唆する臨床所見」がある．
　3）全身反応を示す検査所見6項目中2項目以上を認める．

〈臨床診断群〉
　組織学的に非乾酪性類上皮細胞肉芽腫は証明されていないが，2つ以上の臓器において「サルコイドーシス病変を強く示唆する臨床所見」に相当する所見があり，かつ，全身反応を示す検査所見6項目中2項目以上を認めるもの．

《全身反応を示す検査所見》
　1）両側肺門リンパ節腫脹
　2）血清 ACE 活性高値
　3）ツベルクリン反応陰性
　4）Gallium-67 citrate シンチグラムにおける著明な集積所見
　5）気管支肺胞洗浄検査でリンパ球増加またはCD4／CD8比高値
　6）血清あるいは尿中カルシウム高値

### 参考文献

1) 新井泰弘, 山下耕太郎, 山崎健, 他：肺病変との一致性を確認した肺・喉頭サルコイドーシスの1例. 耳喉頭頸 63（13）：959-962, 1991.
2) 矢野堅右, 千葉隆昭, 清水淑郎, 他：喉頭サルコイドーシスを疑わしめた1症例. 耳展 13：335-338, 1970.
3) 近藤哲理, 望月吉郎：呼吸器疾患ガイドライン—最新の診療指針—改訂版. 松岡　健編：サルコイドーシス. 総合医学社, 東京, pp180-183, 2009.

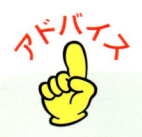

**アドバイス**
サルコイドーシスに特異的な所見はなく，病変が局所のみの場合には全身反応が出にくいので診断に苦慮することが珍しくない．サルコイドーシスを疑うが診断基準を満たさない症例では，時に診断に先行して治療を行うこともある．

## COFFEE BREAK

**パルスオキシメータ**

　5歳児，激しい耳痛，高熱で，耳鼻咽喉科クリニックを受診．鼓膜が膿性に発赤膨隆著明にて，急性化膿性中耳炎と診断，鼓膜切開術を勧めた．

　ツェンテール小綿球にて浸潤麻酔中，待合室で全身性けいれん発作を起こす．

　パルスオキシメータにて $SpO_2$ 78％．熱性けいれんと判断し，直ちに酸素吸入10ℓ，ジアゼパム坐薬（ダイアップ®）（0.4〜0.5mg/kg）を挿肛．$SpO_2$ 94％と回復した．高熱持続する可能性が高かったため，予定どおり切開術を施行したが，その後さらに3回にわたり2分程度のけいれんを反復し，意識障害もあったため，けいれん重積状態と判断し救急搬送した．搬送中に，けいれんは治まり，意識清明となった．

　入院の上，髄膜炎や脳炎のチェックのため，brain CT施行されたが異常なく，24時間以内に3回以上のけいれん発作があったため，複雑型と考え，2日後，脳波検査施行されたが，明らかな異常は認められなかった．

　この経験から，外来には様々な体重の小児に対応できるよう，ジアゼパム坐薬（ダイアップ®）4mg，6mg，10mgを常備し，酸素吸入器とパルスオキシメータもすぐ使用できるように備えている．このケースでは使用しなかったが，エアウェイや吸痰チューブも必要になればすぐ出して使えるようにしてある．

　パルスオキシメータも大人用の指をはさむタイプのセンサーでは，乳幼児では，指が小さくて合わないのと，乳幼児が動くと，正確に計測できないので，Novametrix社 Digital Oximetry model 513（図1）等で巻き付けタイプの乳幼児用センサー（図2）を使用したほうがよい．

　このセンサーだと乳幼児の足の親指に巻いて，正確かつ迅速に計測でき，しかも外れない．柔らかい帯だが，長時間，強く締めすぎないように注意は必要である．

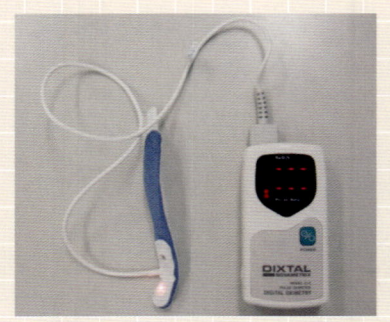

図1　パルスオキシメータ Novametrix社 Digital Oximetry model 513

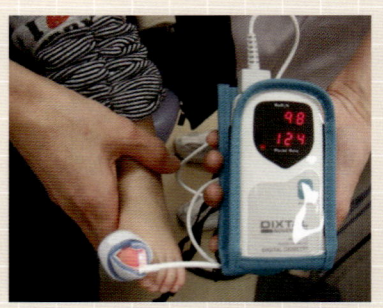

図2　乳幼児センサーを足の親指に装着した状態

## 症例 35

**83歳, 男性**

| | |
|---|---|
| 主 訴 | 右顎下部腫瘤 |
| 既往歴 | 幽門狭窄症 |
| 職 業 | 農業 |
| 現病歴 | 初診の 20 日前ほどから右顎下部のしこりに気づく．近医耳鼻科で φ2cm 強の表面不整な腫瘤を触知され，CT（図1）を撮影し，顎下腺炎の疑いで抗菌薬を投与．改善しないため，当科に紹介受診となる． |
| 血液検査 | WBC（7,100/mm³），CRP（6.22mg/dl）AMY（49IU/L） |

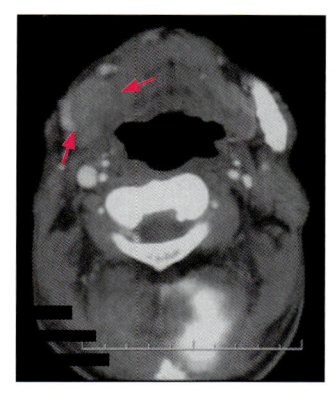

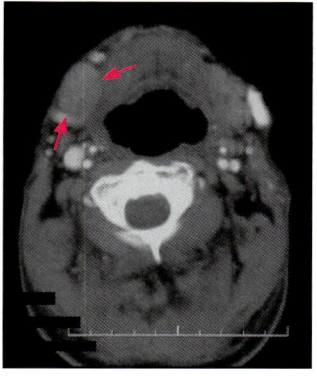

図1 前医受診時の CT
右顎下腺腫脹を認める．

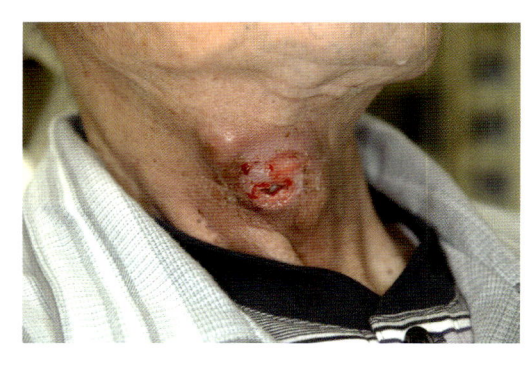

当科受診時の所見．顎下部の腫脹は軽快するも，頸部に自壊する腫瘤を認める（図2）．

**Question 1** 確定診断に必要な検査は？

**Question 2** 診断は？
① 顎下腺癌頸部転移
② 頸部リンパ節結核
③ 頸部放線菌症
④ 深頸部膿瘍

## Q1 Answer　組織診断

局所の細胞診では fibrous tissue with inflammatory cell infiltration と特異的なものは診断されなかった．改めて切除組織診断を施行すると図3のような所見が得られた．

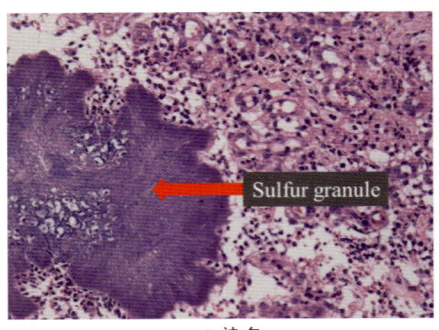

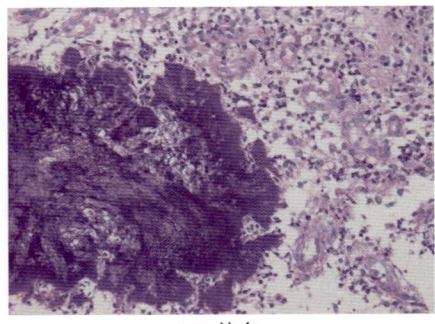

PAS 染色　　　　　　　　　　　　　　　HE 染色

図3　切除組織診断後の所見
PAS 染色では硫黄顆粒（sulfur granule）を認める．菌体が染色されフィラメント状にみえる．

## Q2 Answer　③頸部放線菌症

### 臨床的ポイント

・境界不明瞭な板状硬結．皮膚の紫紅色変．
・腫脹の程度に比べ自発痛，圧痛は軽度．
・通常の深頸部膿瘍と異なり，解剖学的境界とは無関係な膿瘍の進展．

歯肉，扁桃などに常在する通性嫌気性グラム陽性桿菌 *Actinomyces israelii* による内因性感染症，齲歯などの歯科治療に続発して起こるとされる．本症例では未治療の齲歯が存在した．

### 鑑別

顎下腺癌では，経過で顎下腺の腫脹が軽快し，病巣が下方に移動している点が合致しない．頸部リンパ節結核では組織検査で，乾酪壊死や肉芽腫などの存在を認める．Ziehl-Neelsen 染色で桿状の抗酸菌を認めることで確定診断となる．深頸部膿瘍は舌下間隙，顎下間隙などの間隙に沿って膿瘍を形成する．

### 治療　ペニシリンの大量長期投与

PCG 1,000〜2,000万単位を3週間点滴投与の上，AMPC 1,500mg を3か月ないし創部の硬結が完全に消失するまで内服．本症例では抜歯および自壊部の切除治療も合わせて行った．結果，特に副作用なく病変は完全に消失した．

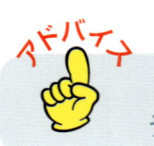

> **アドバイス**　解剖学的間隙に関連なく広がる感染を認めた時は頸部放線菌症を疑う．ペニシリンを大量にかつ十分期間投与する．

## 症例36

**12歳，男性**
**主訴** 左耳閉感
**現病歴** 半年前から近医耳鼻科で左滲出性中耳炎の加療を続けていた．治りが悪いため当科を受診した．左右の鼓膜写真（図1）と咽頭内視鏡所見（図2）を示す．

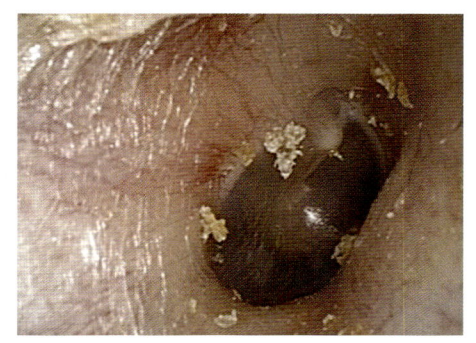

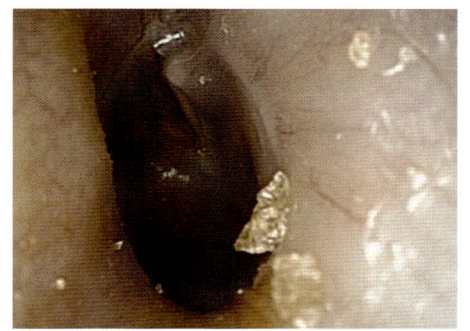

図1　鼓膜所見

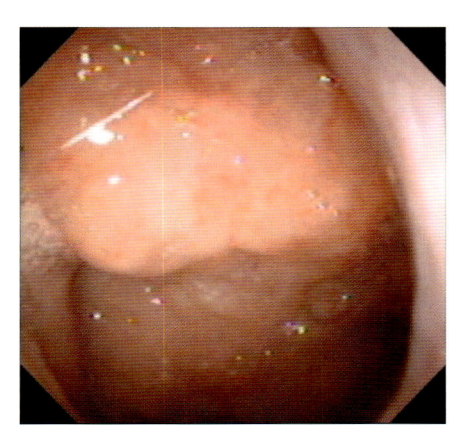

図2　上咽頭内視鏡像

**Question 1**　診断は？

**Question 2**　初診時にチェックすべき理学所見を挙げよ．

## Q1 Answer　上咽頭癌

## Q2 Answer　頸部リンパ節の触診

　成人で滲出性中耳炎をみた時に上咽頭癌の除外を行うべきであることは耳鼻咽喉科医にとって常識といっても過言ではない．小児の場合も同様で，滲出性中耳炎が長引く時には，肉腫や癌，悪性リンパ腫や若年性血管線維腫などの可能性も念頭に置き，なだめてすかして上咽頭の内視鏡を行う必要が生じる．しかし小児において生検ともなるとハードルはさらに高くなり，なかなか踏み切れないものである．この症例の上咽頭は一見，アデノイド肥大にみえるため，これだけでは生検を行う気にはならない．そこで大事なのが頸部の触診である．上咽頭癌では早期に頸部，特にレベルVリンパ節（副神経リンパ節）に転移をきたす．この症例ではレベルⅡ，Ⅴ（上内深頸リンパ節と副神経リンパ節）の腫大がみられた．そこで上咽頭の生検を行うと扁平上皮癌であった．小児の頸部触診の重要性を改めて実感させられる症例であった．

　本症例の MRI 像と PET/CT 像を示す（図3, 4）．

図3　造影 MRI 像　　　　　　　図4　PET/CT 像

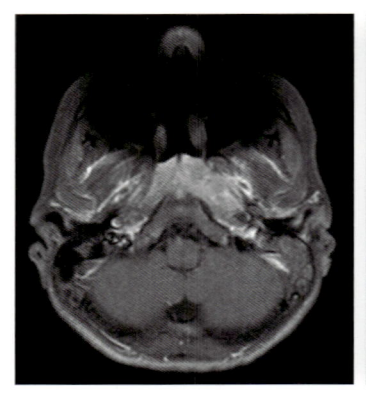

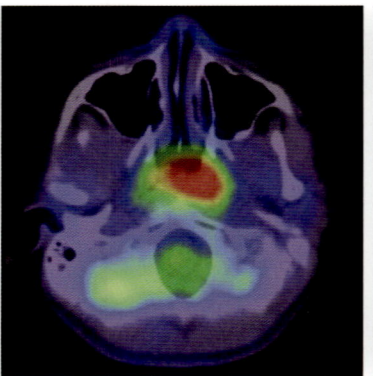

> 小児であっても悪性疾患を見逃さないためには，頸部の触診は必須．

## 症例 37

**68歳, 女性**

| | |
|---|---|
| 主 訴 | 前頸部痛 |
| 現病歴 | 受診2か月前から右前頸部圧痛, 嚥下痛, 微熱あり. 近医内科にて抗菌薬加療も改善なし. 受診7日前より左前頸部にも圧痛出現. 近医耳鼻科受診し, 精査加療目的に当科紹介. |
| 初診時所見 | 前頸部に圧痛を伴う硬結あり. 部位は甲状腺に一致していた. 皮膚発赤なし.<br>喉頭内視鏡検査では咽喉頭に異常なし. |
| 血液検査 | WBC (6,300 μl), CRP (0.582mg/dl), TSH (0.072 μIU/L), FT4 (1.730ng/dl), 抗サイログロブリン抗体 (以下 TgAb) 陰性, 抗甲状腺ペルオキシダーゼ抗体 (以下 TPOAb) 陰性, 抗TSH受容体抗体 (以下 TRAb) 陰性. |
| 超音波検査 | 疼痛部位に一致して甲状腺右葉に低エコー域を認めた(図1). |

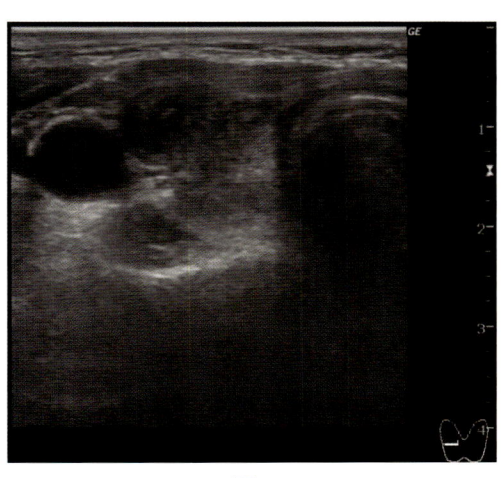

図1

**Question 1** 最も疑う疾患は？ 鑑別疾患を4つ挙げよ.

**Question 2** 治療法は？

## Q1 Answer　亜急性甲状腺炎

甲状腺に疼痛をきたす疾患の鑑別疾患には，下記が挙げられる．
①橋本病の急性増悪，②嚢胞出血，腫瘍内出血，③急性化膿性甲状腺炎，④未分化癌

亜急性甲状腺炎とはウイルス感染が原因と考えられ，前駆症状として感冒様症状を認めることが多い．甲状腺部の自発痛・圧痛を訴え，発熱や動悸・体重減少・発汗過多などの甲状腺中毒症状を認める場合もある．痛みは左右に移動する（creeping pain）特徴がある．
　日本甲状腺学会作成の診断ガイドライン，診断のフローチャートを示す（表1，図2）．
　発症後すぐに受診した際や，甲状腺の破壊が軽度の場合は，FT4 は正常の場合もあり注意が必要である．CRP 高値，白血球数は多くは正常であるが，若干高値を示す例もある．TSH および放射性ヨード（またはテクネシウム）摂取率が低値であり，超音波検査にて疼痛部位に一致して低エコー域を示す．
　鑑別すべき疾患としては，びまん性甲状腺腫脹があり，TgAb や TPOAb が高値を示す場合は橋本病の急性増悪を考える．亜急性甲状腺炎でも TgAb や TPOAb が陽性を示す場合もあるが，弱陽性である．
　その他，嚢胞出血，腫瘍内出血，急性化膿性甲状腺炎，未分化癌などが挙げられるが，血液検査・超音波検査などから総合的に鑑別する．頻度は低いが，見逃してはならない疾患が未分化癌である．疑いがあれば細胞診を躊躇してはならない．代表的な超音波像を示す（図3，4）．

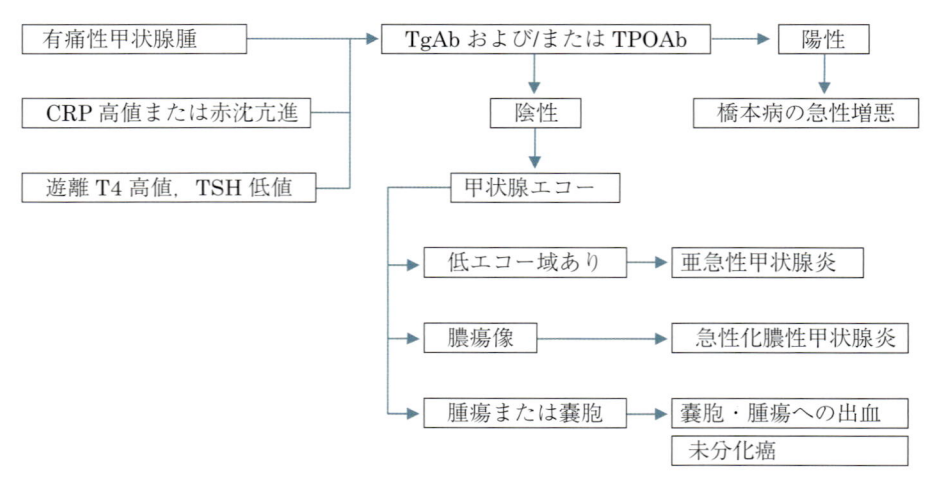

図2　亜急性甲状腺炎（急性期）診断のフローチャート[1]

**参考文献**

1) 満間照典, 他：甲状腺疾患診断ガイドライン, 甲状腺機能低下症・無痛性甲状腺炎・慢性甲状腺炎（橋本病）・亜急性甲状腺炎. ホルモンと臨床 50: 643-663, 2002.

**表 1　亜急性甲状腺炎（急性期）の診断ガイドライン**

| | |
|---|---|
| a) 臨床所見 | 有痛性甲状腺腫 |
| b) 検査所見 | 1. CRP または赤沈高値<br>2. 遊離 T4 高値，TSH 低値（0.1μU/ml 以下）<br>3. 甲状腺超音波検査で疼痛部位に一致した低エコー域 |
| 1) 亜急性甲状腺炎 | a) および b) の全てを有するもの |
| 2) 亜急性甲状腺炎疑い | a) と b) の 1 および 2 |

除外規定　橋本病の急性増悪，囊胞への出血，急性化膿性甲状腺炎，未分化癌
付記　1. 上気道感染症状の前駆症状をしばしば伴い，高熱を伴うことも稀でない．
　　　2. 甲状腺の疼痛はしばしば反対側にも移動する．
　　　3. 抗甲状腺自己抗体は原則的に陰性であるが経過中弱陽性を示すことがある．
　　　4. 橋本病では多核巨細胞を認めるが，腫瘍細胞や橋本病に特異的な所見を認めない．
　　　5. 急性期は放射線ヨード（またはテクネシウム）甲状腺摂取率の低下を認める．

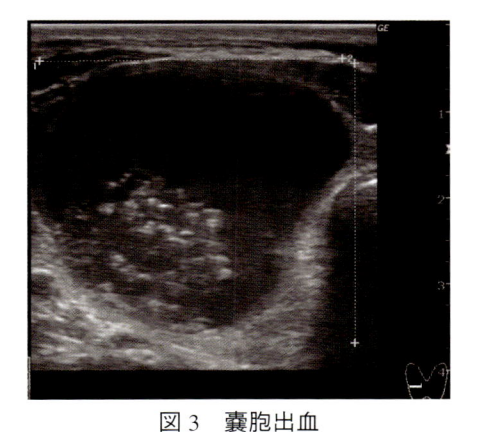

図 3　囊胞出血
境界明瞭で内部低エコー，後方エコーの増強を伴う腫瘤．

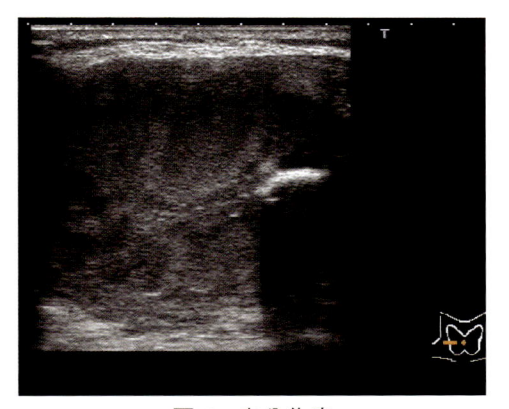

図 4　未分化癌
内部エコー不均一，周囲への浸潤所見．内部に石灰化像も認める．

## Q2 Answer

　亜急性甲状腺炎の治療は，軽症では NSAIDs を使用する．効果が不十分な場合は，プレドニゾロン 20 ～ 30mg/日から開始．甲状腺腫脹が縮小，痛み・発熱が消失していることを確認しながら，1 ～ 2 週間ごとに 5mg ずつ減量する．確認できない場合は同量を継続する．2 ～ 3 か月でステロイドは中止可能となることが多いが，減量を急ぐと再燃する可能性がある．再燃した場合は，再度 20 ～ 30mg/日に増量し，ゆっくり減量する．急性期の甲状腺中毒症状が強い場合は，β遮断薬を用いてもよい．

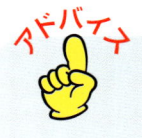

> **アドバイス**
> 亜急性甲状腺炎は嚥下痛などを主訴に耳鼻科を受診することが少なくない疾患である．診断は比較的容易である．頸部の触診を怠らず，本疾患の可能性を念頭において診療に当たることが大切．

## COFFEE BREAK

**エコーガイド下細胞診・組織診**

　頸部腫瘤の質的評価，組織型を含めた良悪性の評価が必要な際に，エコーガイド下細胞診（穿刺吸引細胞診），エコーガイド下組織診（針生検），切開生検が行われる．

　エコーガイド下の穿刺方法は，フリーハンドと穿刺ガイド・ガイドアダプターの使用（図1，2）に大別される．前者の長所は最短経路を選択し，繊細な調節が可能である．一方で針全体が描出できないなど多少の慣れが必要となる．後者では針全体を描出でき，安全に正確に対象物をとらえられるが，穿刺経路に血管など認める場合は施行困難な例もある．

　筆者らは症例に応じて穿刺方法を選択している．

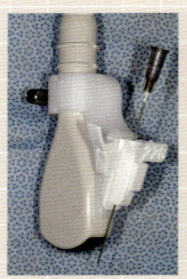

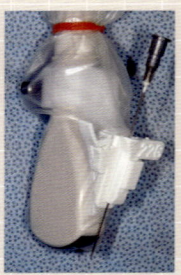

**図1　穿刺ガイドアダプターを取り付けたプローブ**
感染予防のためナイロン袋を被せて，使用している．

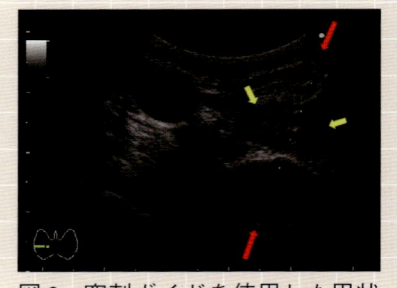

**図2　穿刺ガイドを使用した甲状腺腫瘤のエコー所見**
赤矢印：穿刺ガイド
黄矢印：甲状腺腫瘤

　穿刺吸引細胞診で検体不良例や診断が困難な場合，切開生検を躊躇する症例では針生検も検討される．当院で使用している自動生検針（バード社製，モノプティ，20G）を提示する（図3）．内筒と外筒の二重構造で，ボタンを押すと内針が飛び出し，組織を採取する構造になっている．使用時の注意点は，組織採取部位の窪み部分は7mm，そこから針先まで4mmの長さがあり，1cm以下の病変は突き抜けてしまうため，病変の手前に針を置いてボタンを押さなければならない．また局所播腫の可能性は否定できないことを念頭に検査に臨む必要がある．

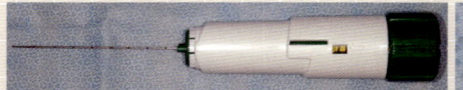

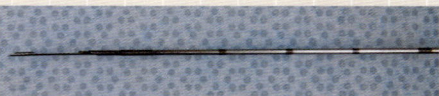

**図3　自動生検針**
右は組織採取部の拡大写真．

## 症例 38

**78歳，男性**

| | |
|---|---|
| 主　訴 | 咽頭痛 |
| 既往歴 | 下咽頭扁平上皮癌　化学療法併用放射線治療（74Gy）<br>68歳時 DM　インスリン自己注射． |
| 現病歴 | 1か月前に胆石に対して経口挿管にて全身麻酔手術を受けた．その後，咽頭痛が持続するため当科を紹介された． |
| 現症および検査所見 | 口腔咽頭は乾燥気味であった．喉頭内視鏡では咽喉頭には白色痰が付着しており，左声門上に隆起性病変を認めた（図1）．MRIでは深部浸潤は明らかではなかった（図2）．PET/CTでは有意なFDGの集積は認められなかった（図3）． |

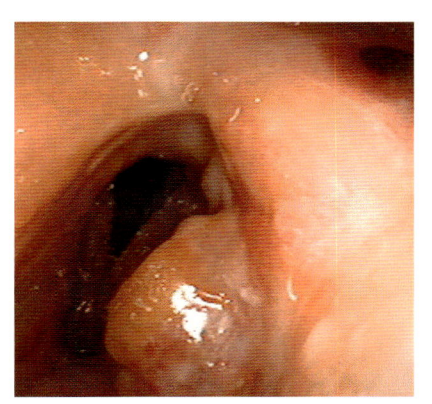

図1　喉頭内視鏡所見

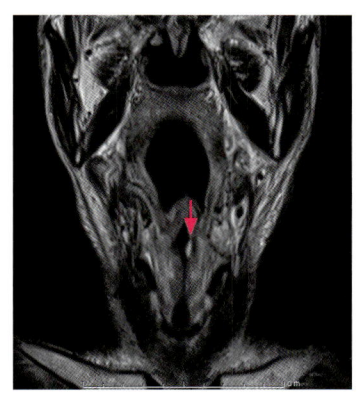

図2　MRI

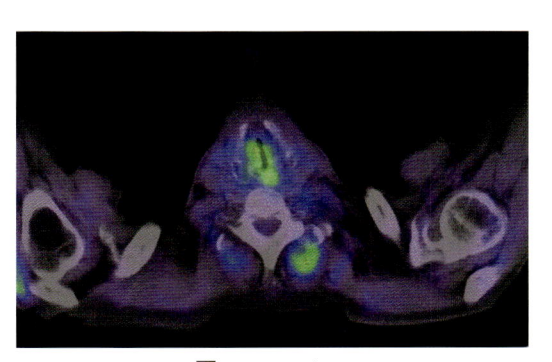

図3　PET/CT

**Question 1** 考えられる疾患は？

**Question 2** 鑑別を進めるために行う検査は？

## Q1 Answer

　10 年前に下咽頭扁平上皮癌に対して放射線化学療法が行われ，局所再発・転移なく経過していた症例である．経口挿管による全身麻酔後に咽頭痛が出現しており，挿管性肉芽がまず鑑別に挙がるが，挿管性肉芽は両側声帯後端に形成されることが多く，本症例は典型的ではない．次に高齢の DM 症例で免疫機能の低下が疑われることから喉頭結核の可能性も考えられる．PET/CT の読影レポートでは悪性腫瘍は否定されていたが，腫瘍性病変も考慮が必要である．喉頭に腫瘤を形成する疾患は**肉芽腫**，**乳頭腫**，**血管腫**，**線維腫**，**軟骨腫**，**粘液腫**，**神経線維腫**，**悪性腫瘍**など多彩であり，炎症性疾患，腫瘍性疾患など様々な疾患を念頭において精査を進める必要がある．

## Q2 Answer　組織検査

　肉芽腫性病変，腫瘍性病変の鑑別のためにも必要である．本症例では外来での内視鏡下生検を行い，扁平上皮癌が確認された．発生部位および経過からは下咽頭癌の再発よりは異時性重複癌と思われ，放射線誘発癌の可能性も示唆される症例である．放射線誘発癌とは治療目的で放射線照射を行った後に認められる悪性腫瘍である．悪性腫瘍を対象に照射が行われた場合には原発腫瘍の再発と鑑別が困難な場合がある．良性疾患である脊椎炎に対して放射線照射が行われた約 15,000 例を追跡した疫学調査によると白血病の発症率は非照射群と比較して約 9 倍であるとされており，放射線照射後は長期の経過観察を行う．悪性腫瘍の診断に際して PET/CT は頻用されているが，本症例のように病変が微少な場合は結果の解釈に注意する．喉頭結核は現在でも決して稀な疾患ではなく，免疫不全の高齢者が増加している現状では常に考慮に入れておく．結核の診断はクオンティフェロン検査，培養，PCR 検査などで行う．病理組織検査も結核の診断に有用であるが，組織採取の際の飛沫感染防御に注意が必要である．

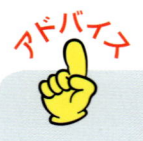

> **アドバイス**
> 喉頭には炎症性疾患，腫瘍性疾患など多彩な疾患が発生し，経過によっては窒息という重大な病態をきたすため，診断，治療に的確さとスピードが必要．検査の擬陽性，偽陰性に注意！

## 症例 39

**65歳，女性**

| | |
|---|---|
| 主 訴 | 特になし． |
| 既往歴 | 乳癌． |
| 現病歴 | 乳癌のフォローアップ目的のPET/CTにおいて甲状腺内に腫瘍性病変がみられたため，乳腺科より紹介された．PET/CT上，甲状腺左葉にSUVmax＝3.82程度のFDG集積を認めた．他の領域には異常な集積はみられなかった．超音波検査において甲状腺左葉に11.5×16.0mm大の境界不明瞭な腫瘍を認めたが，石灰化のため内部評価は困難．一部辺縁不整であった（図1）．穿刺吸引細胞診：壊死様の物質がみられる（図2）． |
| 検査所見 | 白血球（4,760/μl），CRP（0.04mg/dl），TSH（2.5IU/ml），freeT3（2.9pg/ml），freeT4（1.1ng/dl），Thyroglobrin（25.8ng/ml），Ca（9.5mg/dl），intact PTH（35pg/ml），CEA（1.1），CA（15-318U/ml）． |

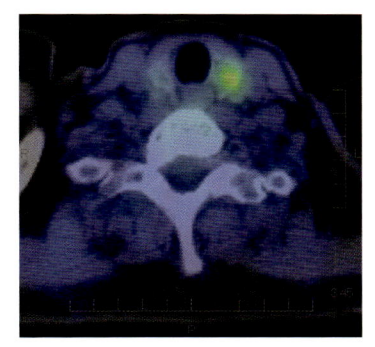

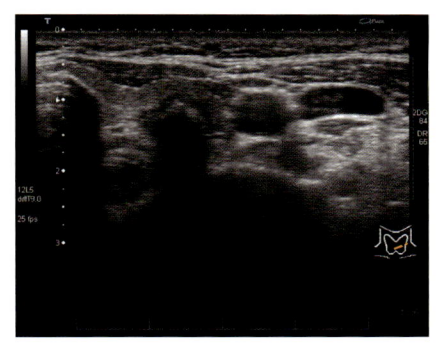

図1　初診時PET/CT所見および超音波検査所見

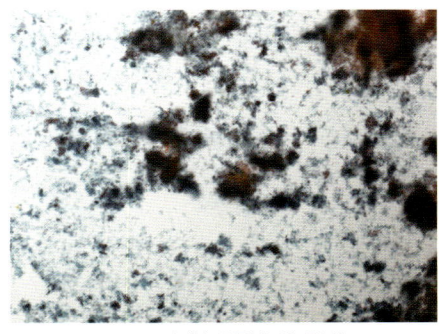

図2　穿刺吸引細胞診像

**Question 1**　細胞診結果から鑑別すべき疾患は？

## Q1 Answer
①甲状腺悪性腫瘍：未分化癌，扁平上皮癌，転移性甲状腺癌，副甲状腺癌
②炎症性疾患：急性化膿性甲状腺炎など

急性化膿性甲状腺炎や未分化癌では強い炎症や壊死を伴い，扁平上皮癌についても腫瘍角化物に対して炎症反応が起きることから壊死物質が採取される可能性がある．転移性甲状腺癌としては腎癌や肺癌，乳癌，大腸癌などが挙げられるが，腫瘍の増殖速度によっては壊死を伴うとされる．また副甲状腺癌では腫瘍内部に壊死領域を含む場合がある．

### 解説

副甲状腺癌は一般に腫瘍が大きく，術前高カルシウム血症や高 PTH 血症を伴い，甲状腺背側に局在することが多い．良悪性の鑑別は細胞異型のみでは難しく，播種のリスクからも副甲状腺癌が疑われる場合には穿刺吸引細胞診は避けるほうがよいとされる．本症例では術前画像で甲状腺内病変と考えられたが，病理像では副甲状腺由来であった（図3）．軽度異型を伴う副甲状腺腫瘍がびまん性に周囲へ浸潤し，腫瘍内部に壊死領域（cholesterol cleft）を認めた．穿刺吸引細胞診はこの部位からなされたものと考えられた（図4）．

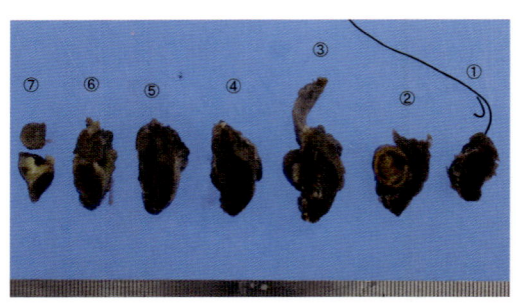

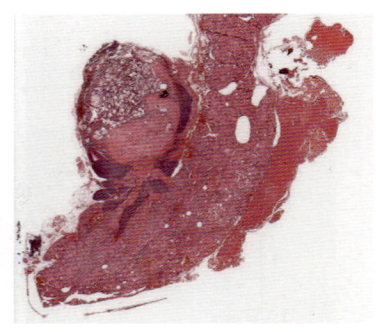

図3 摘出標本およびマクロ病理像（HE 染色）

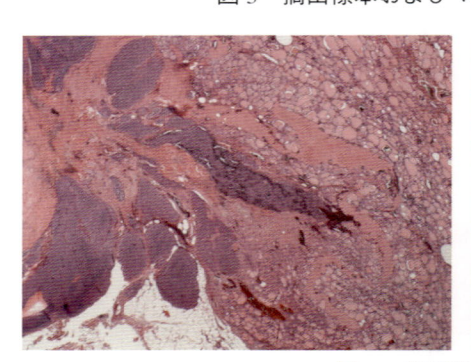

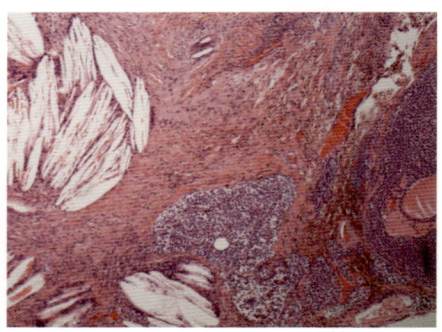

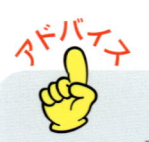

図4 病理像（HE 染色）

> アドバイス
> 穿刺吸引細胞診で壊死物質が引けた場合，未分化癌，扁平上皮癌，転移性甲状腺癌，副甲状腺癌などを鑑別疾患として考慮する．

## 症例 40

**50歳，女性**

| | |
|---|---|
| 主　訴 | 特になし． |
| 既往歴 | 慢性肝炎（HCV），7年前に腎癌と診断され右腎摘出． |
| 家族歴 | 姉に甲状腺癌（組織型は不明）． |
| 現病歴 | CTで甲状腺腫瘍指摘され紹介受診．初診時腫瘍触知せず，超音波検査上は甲状腺右葉に1.9×1.7cmの腫瘤を認めた．充実性で比較的辺縁が整っており，異常な石灰化所見はみられなかった（図1）．細胞診を行ったところClass IIIであった．左葉には4×3mm大の囊胞性病変を認めた．本人と相談の上，定期フォローアップとなっていたが，1年経過した時点で右葉の腫瘍が徐々に増大し，中甲状腺静脈を経て内頸静脈へ腫瘍が進展する所見が得られた（図2）．また胸部X線検査にて右肺野に結節性陰影を認めた．TSH（1.42IU/ml），freeT3（3.4pg/ml），freeT4（1.28ng/dl），Thyroglobrin（95ng/ml），Ca（9.2mg/dl）． |

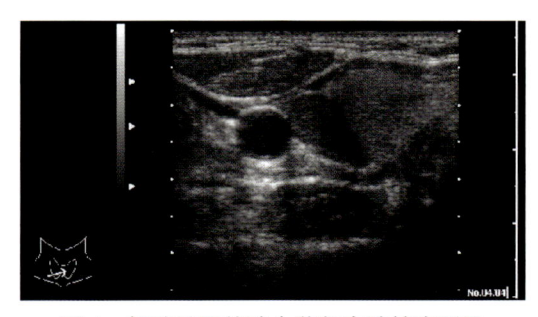

図1　初診時甲状腺右葉超音波検査所見

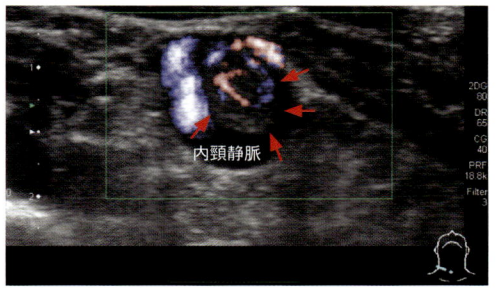

図2　1年後の右内頸静脈超音波所見

**Question 1**　考えられる疾患と追加する検査は？

**Question 2**　選択すべき治療法は？

## Q1 Answer 甲状腺悪性腫瘍の鑑別疾患

**原発性**：乳頭癌, 濾胞癌, 髄様癌, 悪性リンパ腫, 扁平上皮癌, 未分化癌
**転移性**：腎癌, 肺癌, 頭頸部癌, 大腸癌, 乳癌

腺腫の疑いとしてフォローアップ中に増大してきた甲状腺腫瘍の鑑別である．低エコー像を呈する充実性腫瘤ではあるが，腫瘍辺縁の不整・不均一な内部エコー像・微細な石灰化像（砂粒体）は目立たない．また通常の甲状腺癌とは異なり，周囲組織を浸潤破壊することなく，中甲状腺静脈を経て内頸静脈へ腫瘍が進展し塞栓を形成する所見が認められた．既往歴からは腎癌もしくは肺癌の転移の可能性もあるので，画像検査や通常の細胞診で確定診断がつかない場合，セルブロックを採取して免疫染色を追加することも1つの方法である．サイログロブリン染色で陰性であれば甲状腺分化癌が否定され，転移性甲状腺癌の傍証となるが，最終診断は摘出組織の永久病理所見によることも多い．なお，家族に甲状腺癌患者がいるのでCEA，カルシトニンは少なくとも検査して家族性髄様癌の可能性を鑑別しておく必要がある．

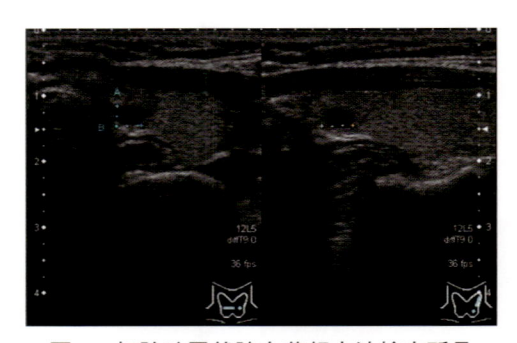

図3 初診時甲状腺左葉超音波検査所見

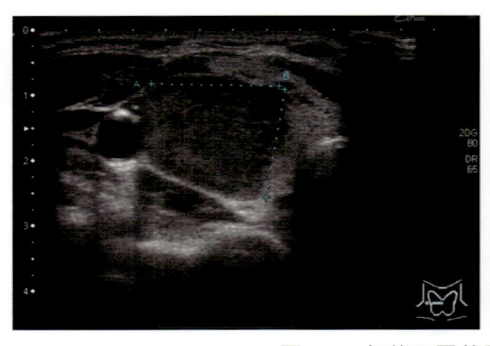

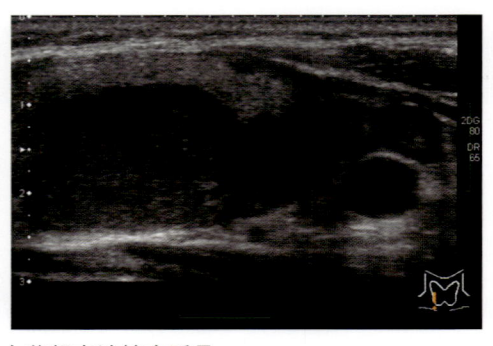

図4 1年後の甲状腺右葉超音波検査所見

## Q2 Answer　外科的切除

外科的切除の結果，病理診断は腎細胞癌の甲状腺転移であった．

外科的切除の対象になるのは気道閉塞症状の改善を目的とする場合や切除により生存期間の延長が期待される場合である．腎癌の場合，病変が限局していれば外科的切除が適応されることが多い．本症例においては甲状腺右葉峡部切除＋D2a 郭清（内頸静脈合併切除）が施行された．2.5cm の黄色の腫瘍で甲状腺内に娘結節を多数認め，淡明な胞体をもつ異型細胞が小胞巣を形成して増生していた（図 3）．

本症例ではその後，右肺野の結節に対して VATS が行われ，やはり腎癌の肺転移と判明した．

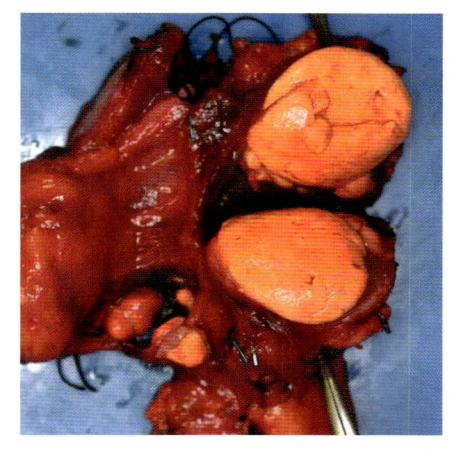

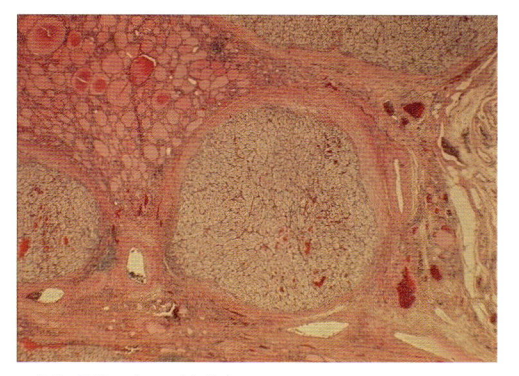

図 3　摘出標本および病理像（HE 染色）

### 解説

腎細胞癌は下大静脈を介して高率に全身転移する．初回治療時の 30％ に転移を認めるといわれるが，転移巣の発育が遅く初回治療から転移が発見されるまでの期間は 5〜15 年かかる場合があることを念頭に置く必要がある．転移性甲状腺癌の超音波所見は一般には辺縁不整で内部エコー不均一な充実性腫瘍として描出されることが多いが，腎癌の場合には発育が遅く，周囲を圧排するように徐々に大きくなるため比較的辺縁が整である．そのため，特に病変が小さいうちは甲状腺良性腫瘍と紛らわしい像を呈する．本症例で左葉にみられた小さい囊胞性病変も徐々に増大したため，残葉切除したところやはり腎癌の転移病巣であった．

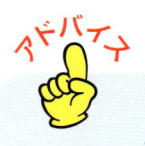

> **アドバイス**
> 頭頸部領域に腫瘍性病変を認めた場合，他領域の癌からの転移も念頭に入れて，診療に当たる必要がある．

## トピックス　頭頸部癌治療における感染創部処置の考え方

　頭頸部癌治療の臨床において術後創部感染への対処法を習得することは大変重要である．臨床の現場に化学放射線治療が広く取り入れられている現状において，難治性の創部感染に対する適切な処置の重要性は今後更に高まっていくと考えられる．

　褥瘡ケアの分野では創傷治癒のメカニズムの理解が進み，治癒過程に合わせた処置が使い分けられるようになっており，我々にも参考となることが多い．

　まず，感染期に最も必要な処置は適切な開創による膿汁排泄および壊死組織の除去である．死腔をなくし，膿瘍腔を単洞化して開放することが重要である．開放当初は洗浄およびドレナージ目的でガーゼ挿入を行うが，感染が安定してきた比較的早期よりウェットドレッシングに切り替える．ガーゼ挿入は創面の乾燥，固着をきたし，交換のたびに創面の損傷や細胞成長因子の流出を伴うため，代わりに滲出液を適度に吸収してゲル状になる創傷被覆材を充填し，当てガーゼの上から密封する方針をとっている（図1-③，④）．湿潤環境を作ることにより創面の増殖因子やサイトカインを保持し，肉芽の増殖と角化細胞の遊走を促進することが期待できる．ウェットドレッシング中も壊死組織の除去は必要に応じて行うようにする．

　また比較的見落とされがちなのが，感染創部周囲の皮膚損傷に対するケアである．創部周囲の皮膚は炎症の直接波及や，膿汁・滲出液などに接触することで損傷を受けやすい．創部の肉芽増生や上皮化に必要な因子は周囲組織から供給され，上皮細胞も創縁より遊走することを考えると周囲皮膚のケアは重要である．創部周囲の皮膚はクレンジング剤を用いてこまめに汚れを落とし（図1-①），保湿と保護目的で速乾性のコーティング剤を噴霧するとよい（図1-②）．また血管拡張・浮腫がみられる皮膚面にテープを貼って上皮脱落をきたさないように心配りが必要である．

　頭頸部癌術後の創部感染は対処が遅れれば最悪の場合には頸動脈破裂をきたす可能性もあるため，早い段階での発見と処置が重要であるとされる．いかに適切に感染創部を開放し，さらにその開放創を速やかに閉鎖治癒にもって行くべきか，その過程を理解しておくことが大切である．

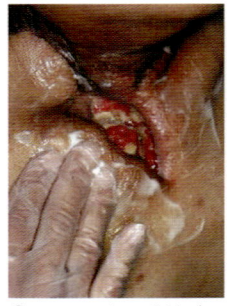

①クレンジング剤（リモイスクレンズ）にて皮膚洗浄 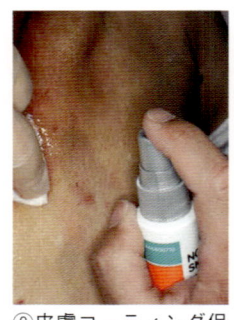　②皮膚コーティング保護剤（スキンプレップ）を噴霧 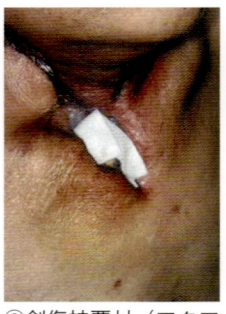　③創傷被覆材（アクアセル Ag）挿入 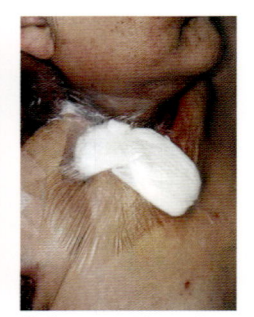　④ウェットドレッシング完成

図1　感染創部処置の流れ

## 症例 41

**1歳，女児**

**主訴**｜左頸部腫瘤

**現病歴**｜母が腫瘤に気づき受診．触診で軟骨様のコリコリとした5mm径程度の腫瘤を触れる．さわっても痛がらない（図1）．

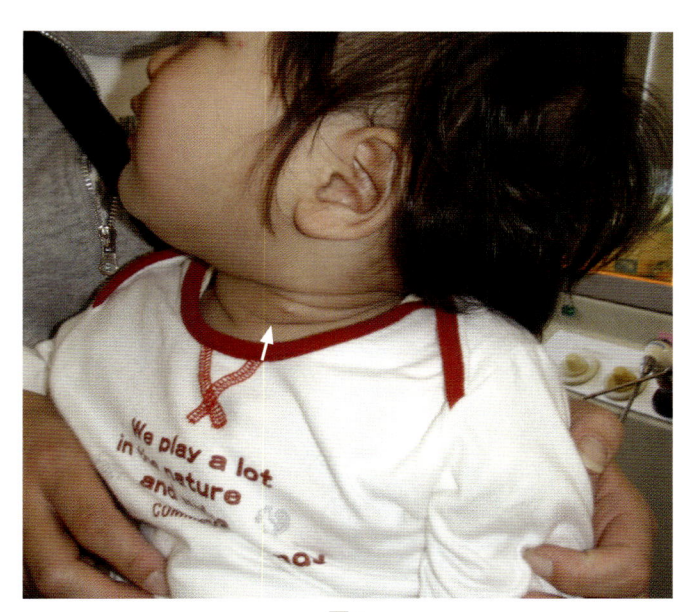

図1

**Question 1** 診断名は？

**Question 2** この後の対処は？

## Q1 Answer　副耳

## Q2 Answer　経過観察

　副耳は出生1,000に対し15程度に発生するもので，耳前部や耳下部に発生するものが多いが，このように胸鎖乳突筋前縁に発生するものがある．軟骨が皮下に埋入しているので，軟骨の感触がコリコリと触れる．このため，頸部に副耳が発生することを知っていれば触診で容易に診断することができるが，知らなければいたずらに生検や切除を行うなど無用な侵襲を与えることになりかねない．頸部の副耳は美容的に気にならなければ生検や切除の必要はない．

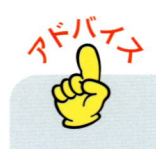

> **アドバイス**
> 頸部腫瘍の鑑別診断の一つとして副耳があることを知っておくだけで診断がつく．

---

### ☕ COFFEE BREAK

**額帯鏡**

　耳鼻咽喉科学教室に入局した頃は，医局から額帯鏡をお祝いに贈られ，嬉しさとともに耳鼻咽喉科医になった自覚をもったものである．光学機器の発達により，ここ10年間，当院に赴任してくる若手医師は額帯鏡を使用した経験がないものがほとんどである．額帯鏡はヘッドライトに比較して暗いが，鼻の奥に焦点を合わせるのが容易であり，未だに重宝しているのは，昭和入局の2名である．同様に，間接喉頭鏡を使用しないでfirst cohiceとしてファイバースコープを用いる傾向もみられるようである．

## 症例42

**63歳，男性**

| | |
|---|---|
| 主　訴 | 右頸部腫瘤 |
| 現病歴 | 検診にて右頸部に3cm大の腫瘤を指摘され，精査目的に当院紹介受診． |
| 内視鏡所見 | 鼻内，咽喉頭に腫瘍性病変なし． |
| エコー下生検 | 高分化な扁平上皮癌． |
| 経　過 | 右頸部郭清術，右口蓋扁桃摘出術施行．病理結果でリンパ節は高分化な扁平上皮癌，右口蓋扁桃に腫瘍性病変は認められず． |

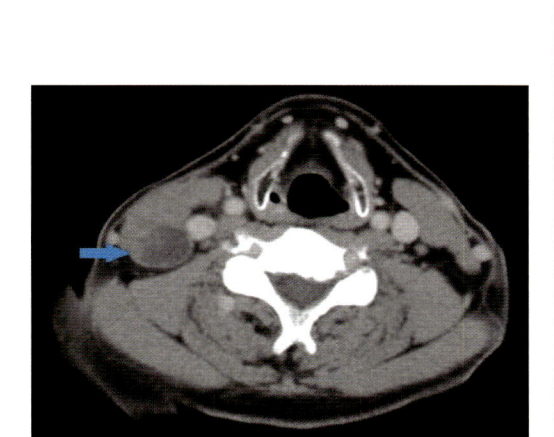

図1　頸部CT
右中内深頸領域にリンパ節腫脹を認める．

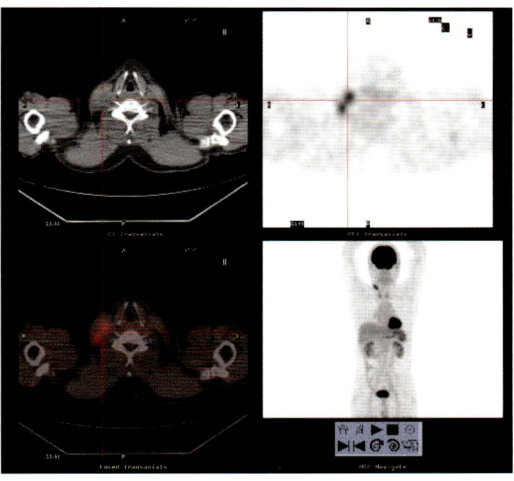

図2　PET/CT
右頸部リンパ節に集積を認める．その他，有意な集積は認めず．

**Question 1** 診断は？

**Question 2** 原発巣として考えられるのは？　その検索法は？

## Q1 Answer　原発不明癌頸部リンパ節転移

　初回治療開始前までの耳鼻咽喉科領域診察，画像検査および全身検索によっても原発巣が確定できなかった症例を原発不明癌と定義する．

## Q2 Answer　中咽頭癌，下咽頭癌など．盲目的生検やNBI拡大内視鏡検査

　転移リンパ節の病理診断（扁平上皮癌，腺癌など），最大径転移リンパ節占拠部位から原発巣を予測する．上内深頸リンパ節であれば，上咽頭や口腔癌，中・下内深頸リンパ節であれば，中咽頭癌，下咽頭癌，鎖骨上の場合，消化器癌や骨盤内腫瘍などからの転移を最も疑う．症例によっては全身麻酔下に盲目的生検（上・下咽頭，舌根部）や口蓋扁桃摘出術が試みられる．

　今回の症例では，頸部郭清術後，TS-1を服用しながら，慎重に経過観察を行った．頸部郭清術後1年での拡大内視鏡，NBI（narrow band image）にて舌根部右側〜喉頭蓋谷に下図のような病変を認め，生検にて中分化の扁平上皮癌を確認した．

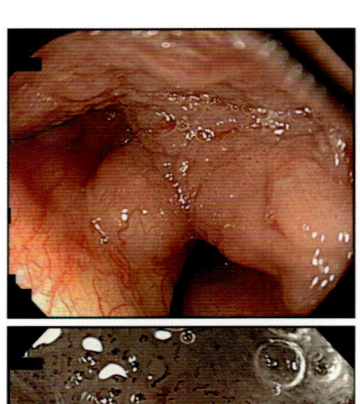

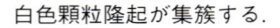

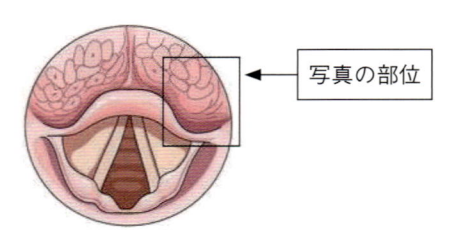

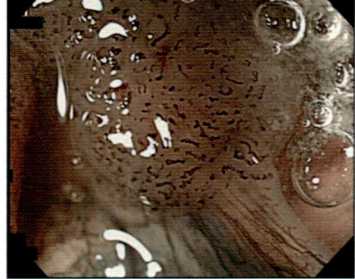

**図3　拡大内視鏡およびNBI**
病変部ではIPCL（intra-epithelial papillary capillary loops；上皮乳頭内血管ループ）の変化を認める．

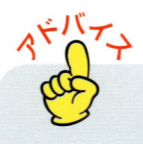

> 原発不明癌頸部リンパ節転移の原発巣同定に拡大内視鏡，NBIが有用となるケースがある．

## 症例43

**63歳，男性**

| | |
|---|---|
| 主　訴 | 右頸部腫瘤 |
| 既往歴 | 狭心症，ヨード造影剤アレルギー |
| 現病歴 | 1か月前から右頸部腫瘤に気づいた．<br>痛みなどの他の症状がないので様子をみていたが不変なので精査加療目的で受診． |
| 内視鏡検査 | 咽喉頭に異常なし． |
| 超音波検査 | 充実／嚢胞混合性腫瘤（図1） |
| MRI検査 | 35×25×40mmの嚢胞性腫瘤（図2） |
| 細胞診 | CLASS Ⅱ（炎症細胞） |

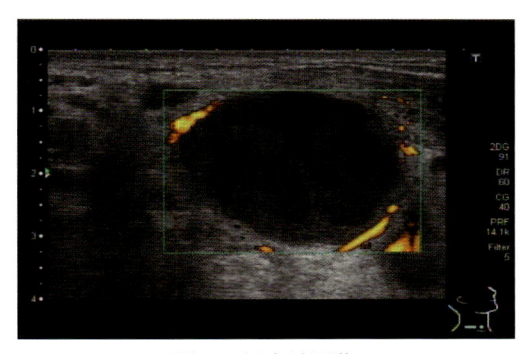

図1　超音波画像

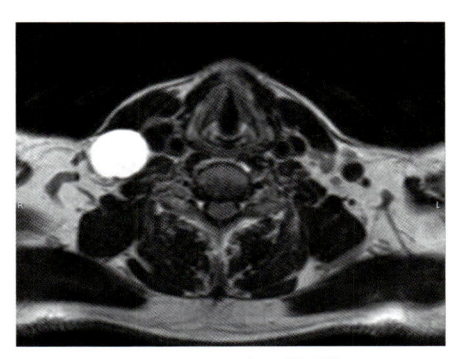

図2　MRI（T2強調）

### Question 1　診断は？

## Q1 Answer　甲状腺乳頭癌の転移

　この症例は摘出病理で甲状腺乳頭癌の転移と診断された．その後，甲状腺全摘出を追加し，1mm程度の甲状腺乳頭癌が見つかり，放射性ヨード療法を行った．

　甲状腺癌に限らず，頭頸部癌の転移は時として囊胞性に変化していることがある．側頸囊胞と思って切除をすると原発不明の扁平上皮癌であったということを経験する場合がある．それらのほとんどが穿刺細胞診では悪性細胞が得られないので，鑑別が困難である．

　頸部の囊胞と考えられても悪性の可能性を否定せず，再手術になっても対応できるような丁寧な手術と患者への説明を心がけることが大事である．

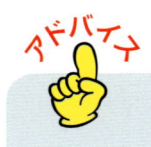

> アドバイス
> 頸部の囊胞性疾患では，悪性である可能性も念頭におく．

## COFFEE BREAK

### 眼窩内側壁骨折

　副鼻腔 CT を撮影すると，時々陳旧性眼窩内側壁骨折を認めることがある．患者に聞いても覚えはないということが多い．このような例があるので鼻・副鼻腔手術時に眼窩内損傷に注意が必要である．写真は副鼻腔炎 ESS 手術の術前検査に撮影したものである．

　右眼窩内側壁に陳旧性骨折を認める．

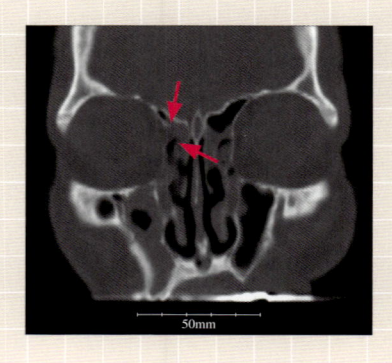

## 症例 44

| | |
|---|---|
| | 29歳, 女性 |
| 主　訴 | 発熱, 左頸部痛. |
| 現病歴 | 2週間前から発熱, 左頸部痛あり. 近医内科受診し, エコーにて左頸部リンパ節腫大指摘. 頸部リンパ節炎と診断され, 抗菌薬加療されたが, 症状が遷延するため当院内科受診. 頸部以外のリンパ節腫大なく, 精査目的に当科紹介受診. |
| 所　見 | 鼻内, 口腔内異常なし, 咽喉頭明らかな異常なし. 左頸部にリンパ節触知, 自発痛・圧痛あり. |
| 血液検査 | 異常所見なし. WBC（5,860/μl）, CRP（0.27mg/dl）, AST（16IU/l）, ALT（8IU/l）, LDH（163IU/l）. |

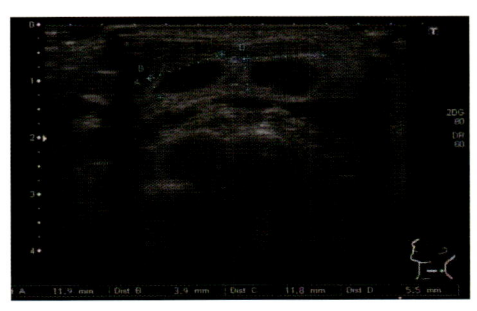

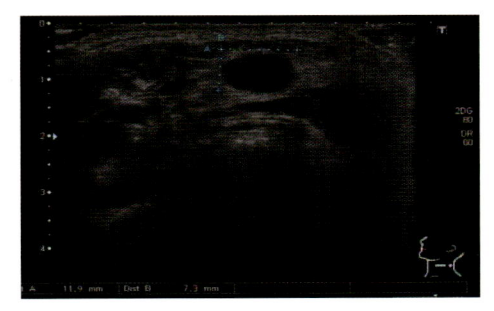

図1　頸部エコー
左頸部に1cm大のリンパ節腫大多数あり. 集簇はなし. いずれも扁平で内部構造は保たれている.

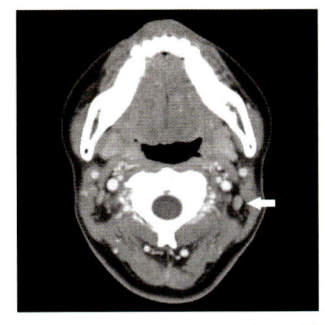

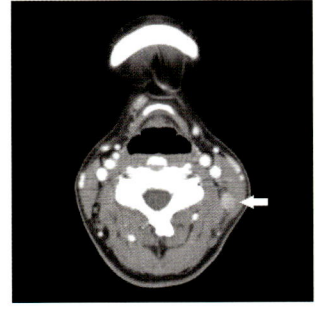

図2　頸部造影CT
左内深頸・副神経リンパ節腫大あり.

### Question 1　診断・鑑別疾患は？

### Question 2　次にするべき検査は？

## Q1 Answer　組織球性壊死性リンパ節炎

疼痛・発熱を伴っており，まず非腫瘍性・炎症性リンパ節症を考える（化膿性リンパ節炎，結核性リンパ節炎，ネコひっかき病，トキソプラズマ症，伝染性単核球症，組織球性壊死性リンパ節炎，自己免疫疾患に伴うリンパ節炎など）．また，悪性リンパ腫も考慮しておく必要がある．この症例では，血液検査で炎症反応の上昇がなく，若い女性であることや抗菌薬に抵抗を示しているなどの病歴から，組織球性壊死性リンパ節炎（菊池病）を疑った．

組織球性壊死性リンパ節炎－菊池病（histiocytic necrotizing lymphadenitis－Kikuchi's disease）は比較的若い女性に多く，初め前駆症状として扁桃腫大を伴う上気道症状が発現し，それと前後して主に側頸部の皮下リンパ節腫大と白血球減少をきたす．腫大リンパ節に壊死巣が存在し，組織球と大型のリンパ球が増殖しているが，好中球などの浸潤はみられないという組織学所見を伴う全身性の疾患である．治療は対症療法が中心になる．ステロイド薬または非ステロイド性抗炎症薬は一定の効果があり，中でもステロイド薬は症状が遷延する例で試す価値はある．一般的には発症後1〜2か月で治癒し，予後良好であるが，4％で再発がみられる．

## Q2 Answer　生検

画像検査，血液検査で明らかな異常はなく，上記のごとく組織球性壊死性リンパ節炎を疑ったため，確定診断のために組織生検を行った．

美容上，傷が人目につきやすい頸部のリンパ節の生検は躊躇しがちである．このような場合，自動生検針による組織採取を試す価値はある．

また，組織球性壊死性リンパ節炎を疑っている場合，その旨を病理医に報告しておいたほうがよい．myeloperoxidase（MPO）染色を行い，出現している組織球がMPO陽性であれば確定診断がつく．

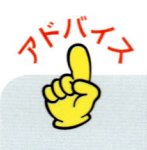

> **アドバイス**
> 抗菌薬に反応しない頸部リンパ節腫大で圧痛が強いケースは組織球性壊死性リンパ節炎を疑う．

## 症例 45

**69歳，女性**

| | |
|---|---|
| 主　訴 | 右耳閉感 |
| 既往歴 | 特記すべきものなし． |
| 現病歴 | 右耳閉感が出現したため，近医耳鼻咽喉科を受診した．右滲出性中耳炎として2か月間治療したが改善せず，右耳管咽頭口付近の腫大（図1），頸部リンパ節腫大が見つかったため紹介受診となった．<br>CTでは，上咽頭腫脹，頸部リンパ節腫大だけでなく全身のリンパ節が腫大しており，肺，肝，腎にも結節性病変を認めた．上咽頭からの生検，頸部リンパ節の吸引細胞診を行ったが診断を得られなかったため，頸部リンパ節を生検し，病理検査を行った（図2）． |
| 血液生化学検査所見 | WBC（2,920/μl），RBC（390×10$^4$/μl），Hb（10.1g/dl），Ht（32.1％），Plt（10.4×10$^4$/μl），CRP（3.810 mg/dl），IL-6（1,590 pg/ml，基準値55 pg/ml以下）． |

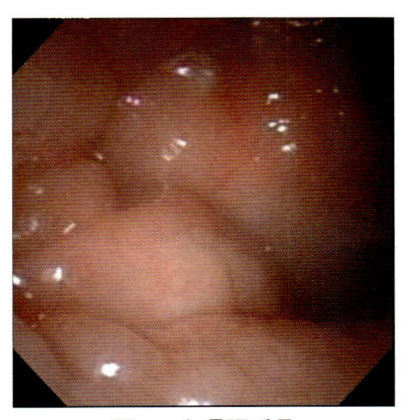

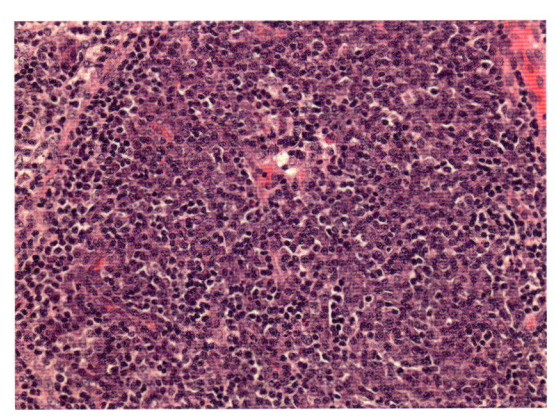

図1　上咽頭所見　　　図2　頸部リンパ節病理組織標本（×100）

**Question 1**　鑑別すべき疾患を挙げよ．

**Question 2**　診断と治療について述べよ．

## Q1 Answer

　本症例は全身性のリンパ節腫大ならびに結節性病変を認めており，**キャッスルマン病（Castleman's disease），悪性リンパ腫，転移性腫瘍，神経原性腫瘍，結核性リンパ節炎**などが挙げられる．

## Q2 Answer

診断：キャッスルマン病
治療：外科的切除，ステロイド，免疫抑制剤，トシリズマブ

　本症例では，頸部リンパ節を生検で採取したが，病理組織では形態学的によく分化した成熟型の形質細胞が多数集簇していた．全身のリンパ節腫大，結節状病変を認め，血清 IL-6 値も高値となっており，キャッスルマン病と診断した．

　キャッスルマン病は，反応性リンパ節腫大を引き起こす稀な疾患である．

　原因は不明だが，キャッスルマン病（CD）のリンパ節から IL-6 の過剰産生が認められており，要因の一つと考えられている．

　臨床的には腫大リンパ節がある領域に限局した限局型 unicentric CD（UCD）と，腫大リンパ節が全身に出現する多発型 multicentric CD（MCD）があり，本症例は多発型に分類される．

　限局型の多くは無症状であるが，多発型では発熱，全身倦怠感，発汗，体重減少といった症状があり，貧血，低アルブミン血症，肝機能障害，CRP 高値，抗 $\gamma$-グロブリン血症などを認める．

　キャッスルマン病に特異的な検査所見はないため，確定診断にはリンパ節生検などの病理組織検査が必須である．

　病理学的には HV 型（hyaline-vascular type），PC 型（plasma-cell type），混合型（mixed type）の 3 タイプに分けられる．限局型では HV 型，多発型では PC 型を認めることが多いとされ，本症例は PC 型にあてはまる．

　治療は限局型では**外科的切除**，多発型では**ステロイド**，**免疫抑制剤**などに加え，最近は抗ヒト IL-6 レセプターモノクローナル抗体製剤である**トシリズマブ**（アクテムラ®）が用いられている．

> **アドバイス**
> キャッスルマン病は比較的稀ではあるが，原発不明のリンパ節腫大を診断する際には念頭に置くべき疾患である．

## 症例 46

**60歳，男性**

| 主　訴 | 嗄声 |
|---|---|
| 既往歴 | 特記すべきことなし． |
| 現病歴 | 2か月前より嗄声と誤嚥を認め，徐々に増悪して食事が摂りにくくなったため来院． |
| 現症および検査所見 | 右軟口蓋の挙上不全によるカーテン徴候を認め，発声時に口蓋垂は左に偏位した（図1，2）．喉頭内視鏡では泡沫状の唾液の貯留と両側の声帯麻痺を認め，左声帯は正中で固定しており，右声帯は不全麻痺を認めた（図3，4）． |

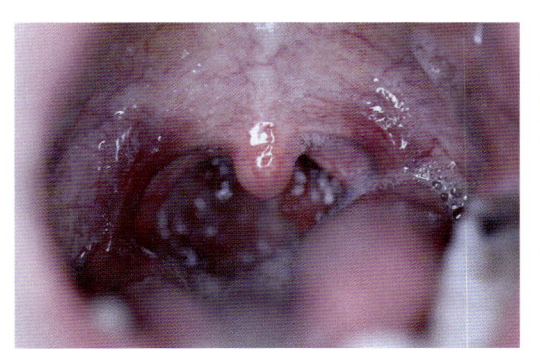

図1　安静時口腔内写真

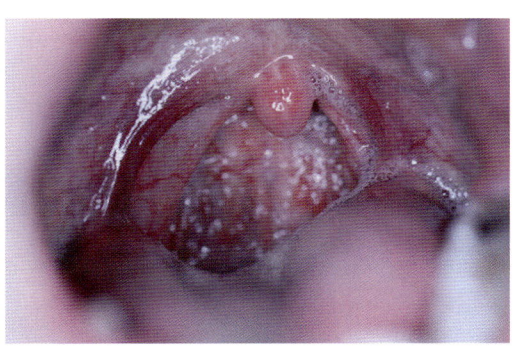

図2　発声時口腔内所見

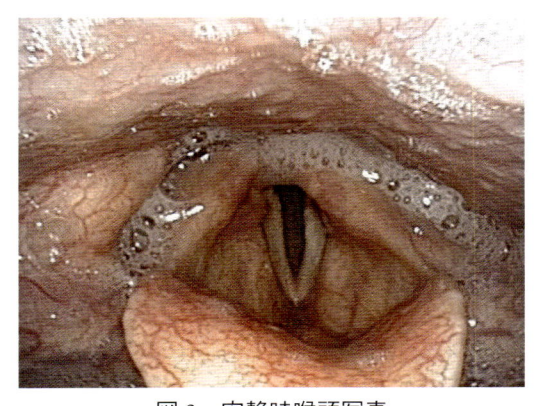

図3　安静時喉頭写真

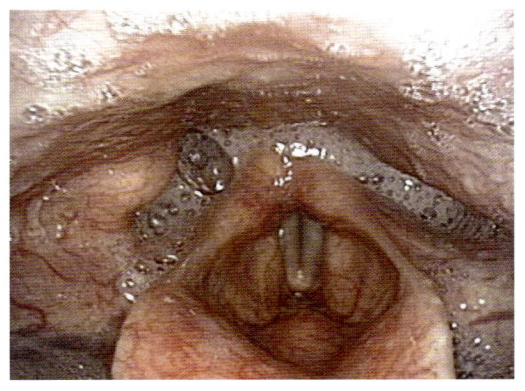

図4　発声時喉頭写真

**Question 1**　診断に必要な検査は？

**Question 2**　診断後の加療方針は？

## Q1 Answer　画像検査

　2か月の経過で進行する右舌咽神経麻痺,および両側の声帯麻痺を認める症例である.内視鏡検査では腫瘍性病変は確認できず,**画像検査**が必要である.通常,声帯麻痺の原因としてあげられるものは頸部では甲状腺腫瘍,胸部では肺癌,食道癌,縦隔腫瘍,大動脈瘤,外傷や気管挿管などがある.画像検査を行う範囲としては副咽頭間隙から大動脈弓までが必須であるが,本症例では舌咽神経麻痺も伴っていることから特に脳幹部を中心として頭蓋内まで撮影範囲を広げる必要がある.その他,両側性多発性脳神経麻痺をきたす疾患として脳腫瘍,脳梗塞,急性小脳炎の脳幹部波及,神経サルコイドーシスなどの自己免疫疾患なども鑑別にあがり,画像検査と平行して精査が必要である.本症例ではCTで両側の頸静脈孔部に造影効果を認める腫瘤を認め,特に右側では腫瘤が内頸動静脈を巻き込んでいる所見が認められた(図5).PET/CTではFDGの異常集積を認めた(図6).針生検では診断がつかず,外切開による生検を行ったところ,IgG4陽性形質細胞の浸潤と線維化を認め,IgG4関連疾患と診断した.

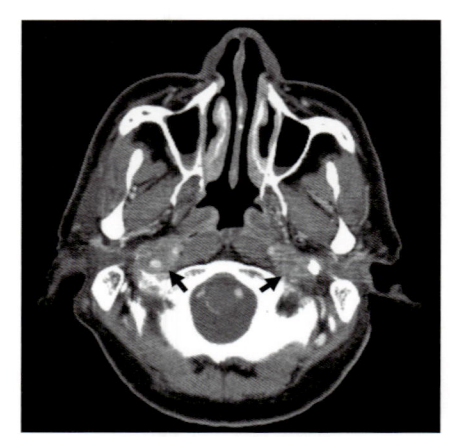

図5　造影CT

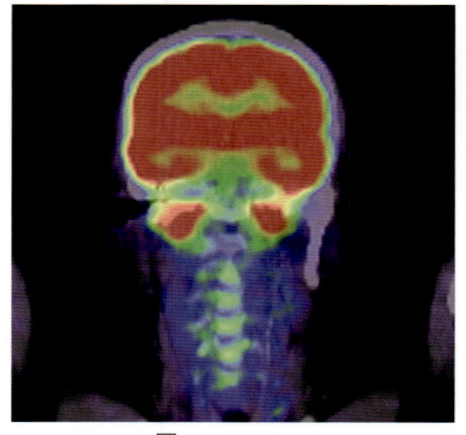

図6　PET/CT

## Q2 Answer　ステロイド投与

　IgG4 関連疾患（IgG4-related disease）は，血清 IgG4 高値と罹患臓器への著明な IgG4 陽性形質細胞浸潤を特徴とする全身性，慢性炎症性疾患であり，自己免疫疾患の一つとも考えられているが病因，治療法ともに未確立である．頭頸部領域ではミクリッツ病（Mikulicz disease）と IgG4 関連疾患との関連が最近報告されており，また，自己免疫性膵炎，硬化性胆管炎，慢性腎症，後腹膜線維症，下垂体炎，甲状腺炎，慢性前立腺炎などの一部に IgG4 関連疾患と疾患概念が一致するサブグループがあることが知られてきた．IgG4 関連疾患は多発性病変を認めることも多く，全身の精査が必要である．現時点で確立された治療法はないが，ステロイドが著効するため，第一選択薬となっている．高用量で治療開始後に漸減してゆくが，減量後に再燃する症例も多く，病勢の指標となる**マーカーの探索**など課題が残されている疾患である．

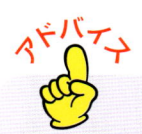

> **アドバイス**
> 脳神経麻痺を認めた場合には，その他の脳神経機能のチェックも必要．脳神経の走行を念頭に置いた撮影範囲で画像検査を行う．IgG4 関連疾患のような新しい疾患概念に関する情報を常にチェックしておく．

## トピックス　ミクリッツ病

50歳，女性
既往歴：甲状腺機能低下症
家族歴：母が関節リウマチ
主訴：初診1か月前からの顎下部腫脹．眼瞼の腫脹（図1）や目の乾燥．
初診時所見：両側顎下腺が腫大し，弾性硬となっている．両側上眼瞼，涙腺に相当する部位の腫脹．
MRI：両側顎下腺のびまん性腫大，両側涙腺の腫大を認めた（図2a，b）．
血液検査：血中 IgG4：251 ↑（4.8～105）　ACE：8.2 ↓（8.3～21.4）
　エコーガイド下に施行した顎下腺生検（core needle biopsy）ではリンパ球，形質細胞浸潤を示した．免疫染色では IgG 陽性細胞に占める IgG4 陽性細胞の比率が高度であった．

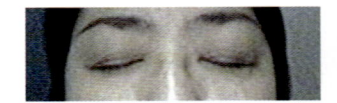

図1

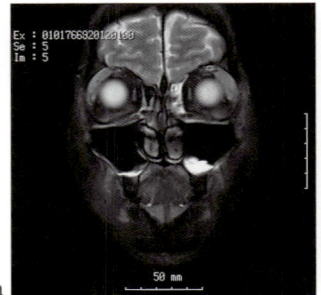

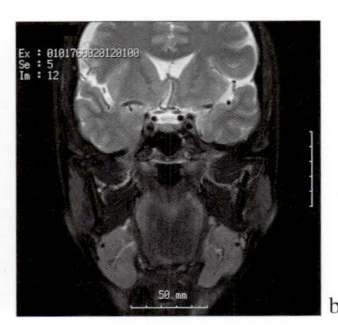

図2

　ミクリッツ病は従来，シェーグレン症候群の一亜型とされてきたが，2000年代初頭から自己免疫性膵炎（AIP）などと同様の IgG4 関連疾患に分類されるようになった．
　組織における著明な IgG4 陽性**形質細胞**の浸潤と線維化像を特徴とする全身的慢性炎症疾患と定義される．ミクリッツ病については（表1）のように，日本シェーグレン症候群研究会の診断基準が策定されている．
　IgG4 関連疾患の病因については Th2 サイトカインの Th1 に対する優位な発現などの基礎的研究は進んでいるものの，未だ解明されていない．
　治療としては，ステロイドが著効することが特徴．

表1　シェーグレン症例群の診断基準

(1) 涙腺・耳下腺・顎下腺の持続性（3か月以上），対称性に2ペア以上の腫脹を認める．
(2) 血清学的に高 IgG4 血症（135mg/dl 以上）を認める．
(3) 涙腺・唾液腺組織に著明な IgG4 陽性形質細胞浸潤（強拡大5視野で IgG4+/IgG+ が40％以上）を認める．
・(1) と，(2) または (3) を満たすものを IgG4 関連 Mikulicz 病とする．
・全身性 IgG4 関連疾患の部分症であり，多臓器の病変を伴うことも多い．
・鑑別疾患：sarcoidosis, Castleman 病, Wegener 肉芽腫, 悪性リンパ腫, 癌, その他

（日本シェーグレン症候群研究会 2008年より）

## 症例 47

**16歳, 女性**

| 主 訴 | 咽喉頭の違和感と口唇浮腫. |
|---|---|
| 既往歴 | 4歳, 気管支喘息. |
| 現病歴 | X年Y月22日午後, バスケットボールの練習中に咽喉頭の違和感と口唇浮腫および蕁麻疹を生じるも自然に消退した. 26日午後にも練習中に同様の症状が出現. 嗄声や呼吸困難も伴ったため, 近医に救急搬送. 輸液, エピネフリン, ステロイド, 強力ネオミノファーゲンシー®の投与にて症状は改善した. 両日とも給食にキュウリとトマトの入ったサラダを摂食した. 精査目的にて当科紹介. 持参したキュウリおよびトマトを用いた皮膚テストを実施 (図1). |

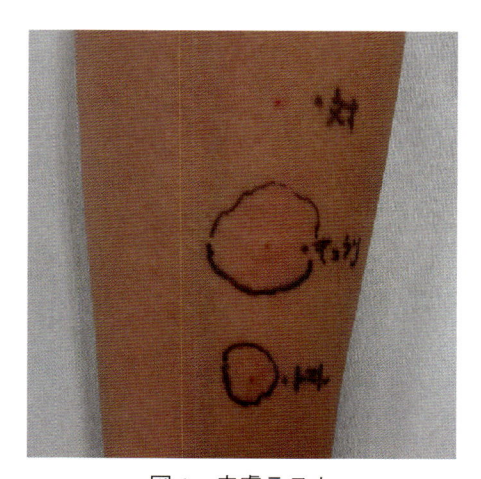

図1 皮膚テスト

**Question 1** 診断名は？

**Question 2** この後の対応は？

## Q1 Answer 食物依存性運動誘発性アナフィラキシー（FDEIA）

　FDEIA（food-dependent exercise-induced anaphylaxis）は特定の食物摂取後に運動負荷が加わった場合に生じるアナフィラキシーである．典型的には食物摂取から運動までの時間が4時間以内であり，運動後30分以内に蕁麻疹が出現し，喘鳴，喉頭浮腫，呼吸困難などの呼吸器症状や悪心，嘔吐などの消化器症状を呈し，さらに意識喪失を伴う虚脱へと進展することもある．わが国では10歳代での発症が多い．原因食物としては小麦や甲殻類（エビ・カニなど）が多い．鑑別診断としては血管性浮腫が挙げられ，C1インアクチベーター欠損症やACE阻害薬や非ステロイド系解熱鎮痛薬（NSAIDs）などの薬剤が原因となりうる．診断の際には問診が重要である．問診ではどのような運動の時に起こるのか，また食事との関係について詳しく尋ねる．原因食物の同定には皮膚テストや血清特異的IgE抗体価検査が行われるが，皮膚テストと比較して血清特異的IgE抗体価検査の陽性率は低い．中でも，新鮮な果汁を用いたプリック–プリックテストが診断率の高さから推奨される．確定診断は負荷試験であるが，負荷によりアナフィラキシーが起こる可能性があるので十分に注意する．

## Q2 Answer キュウリおよびトマトの摂取回避．学校関係者への連絡と説明．発作時に備えた抗ヒスタミン薬の携帯．

　原因食物の除去・回避が原則である．学童期が好発年齢であり，学校生活に伴う制約を十分考慮し，患者および家族のみならず担任教師・体育教師・クラブ活動の指導者に予防の必要性と発症時の処置について説明し，理解を求める必要がある．薬剤による予防効果は不明であるが，発症時のレスキューのために抗ヒスタミン薬を処方し，いつでも服用できるように携帯することを指導する．運動中に蕁麻疹など異変に気づいたら，直ちに運動を中止して抗ヒスタミン薬を内服し医療機関を受診するよう指導する．万が一原因食物を摂取した場合も同様である．活動性の喘息を合併するなどリスクの高い患者ではエピネフリン自己注射器（エピペン®）を考慮する．

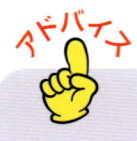

---

**アドバイス**

運動後のアレルギー症状を訴える場合は，FDEIAを疑う．食事との関連を問診し，プリック–プリックテストなどで原因食物を同定する．

## 症例 48

**37 歳, 女性**

| | |
|---|---|
| 主 訴 | 咳 |
| 既往歴, 服薬歴 | 特記事項なし. |
| 嗜好歴 | 喫煙, 飲酒なし. |
| 現病歴 | 約 2 週間前に感冒様症状あり. 近医より処方されたセフェム系抗菌薬（フロモックス®）と中枢性非麻薬性鎮咳薬（アストミン®）を内服するも咳が消失せず, 声も嗄れてきたため当院受診. 咳はどちらかといえば夜間に多く眠れないこともあった. また咳は発作性であり, 喀痰はなかった. |
| 聴 診 | 異常なし. |
| 検査所見 | 鼻腔, 咽喉頭に異常所見なし（図1）. |
| 胸部 X 線写真 | 異常なし（図2）. |
| 血液検査 | WBC：8,000（好中球：66.0 %, 好酸球：1.0 %, リンパ球：28.0 %, 単球：5.0 %）と正常. CRP（3.2 mg/dl）と軽度炎症反応の上昇あり. |

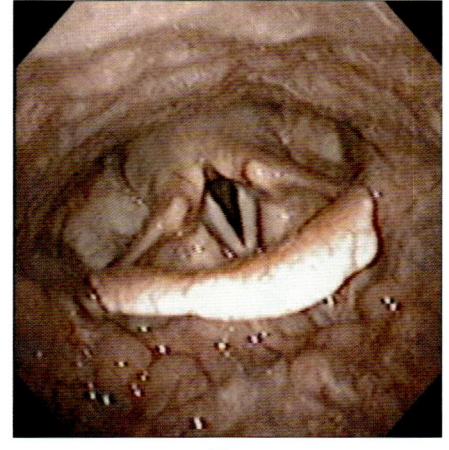

図 1

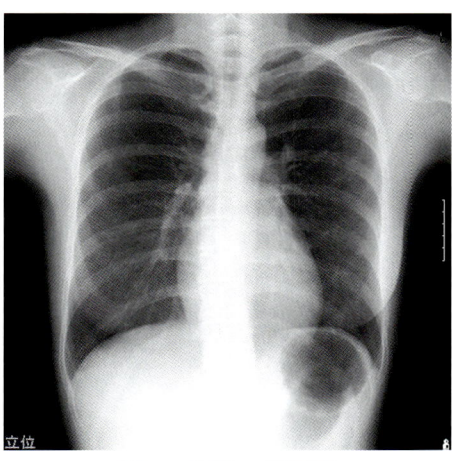

図 2　胸部 X 線写真

**Question 1** 考えられる疾患は？

**Question 2** 追加検査と治療は？

## Q1 Answer

　3週間以内の咳嗽は急性咳嗽と定義される．胸部X線写真に異常を認めない急性咳嗽の原因となる疾患は以下のような鑑別疾患が挙がる．

**感染性**（発熱，CRP上昇，上気道カタル症状のあるもの）：**普通感冒，急性気管支炎，マイコプラズマ感染症，百日咳，クラミジア感染症，急性副鼻腔炎，インフルエンザ感染症**など．

**非感染性**（発熱，CRP上昇，上気道カタル症状のないもの）：**気管支喘息，咳喘息，アトピー咳嗽，胃食道逆流症**など

　今回の症例では，軽度の炎症反応の上昇や，カタル症状が認められ感染性のものと考えられた．アレルギー素因や，胸やけや呑酸などの症状はなかった．

## Q2 Answer　百日咳抗体検査，マクロライド薬投与

　軽度の炎症反応上昇を認めており，急性気管支炎，百日咳，マイコプラズマ感染症などが考えられた．クラリスロマイシン（クラリス®）を処方し，百日咳抗体，マイコプラズマ抗体，クラミジア抗体検査を提出．後日の検査結果では，百日咳凝集素値が1280倍と高値であり，百日咳と診断した．図3に咳を訴えて受診したケースのフローチャートを示した．

**百日咳：**

　グラム陰性小桿菌である百日咳菌（*Bordetella pertussis*）による感染であり，飛沫感染により伝播する．約1週間の潜伏期の後，鼻漏，咳嗽を呈し，その後，咳嗽が増強して痙咳期に入り，発作性連続性の咳に続き，吸気性笛声を認めこれが繰り返される．咳嗽は夜間に多く嘔気を伴うこともある．2〜5週間持続した後，回復期となり次第に症状は消失する．全経過は6〜12週程度である．小児の場合は末梢血のリンパ球の増多を認めるが，ワクチン接種を受けたり，既感染にて一部免疫のある成人の場合では，リンパ球増多は認めないことが多く，長期の咳，発作性の咳のみの訴えしかないことが多い．成人百日咳患者の56％に家族歴を有していたとの報告もあり，家族歴の問診もこの疾患を疑う一助となる．

　診断は，ペア血清での4倍以上の百日咳凝集素値上昇によって行われるが，実際，ペア血清を測定できる症例は少なく，内科領域においては，1280倍以上を有意とする考え方がある．治療はazithromycin（ジスロマック®）やclarithromycin（クラリス®）などのマクロライド投与が推奨される．通常，発症発現1週間以内の投与が有効である．痙咳期での投与では咳嗽の抑制効果は少ないとされるが，除菌を行い，周囲での拡散を防ぐためにも抗菌薬投与が望ましい．

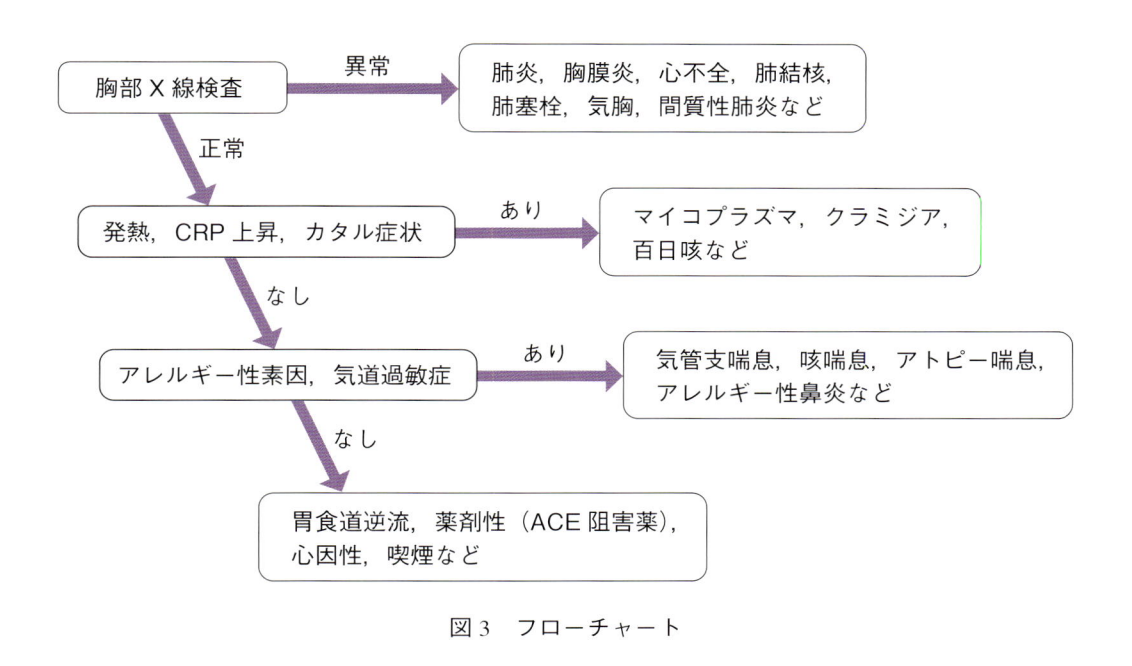

```
┌──────────────┐   異常    ┌─────────────────────────┐
│ 胸部X線検査  │─────────▶│ 肺炎，胸膜炎，心不全，肺結核，│
└──────┬───────┘          │ 肺塞栓，気胸，間質性肺炎など │
       │ 正常             └─────────────────────────┘
       ▼
┌──────────────────────┐  あり  ┌─────────────────────┐
│ 発熱，CRP上昇，カタル症状│──────▶│ マイコプラズマ，クラミジア，│
└──────┬───────────────┘        │ 百日咳など          │
       │ なし                    └─────────────────────┘
       ▼
┌──────────────────────┐  あり  ┌─────────────────────────┐
│ アレルギー性素因，気道過敏症│──▶│ 気管支喘息，咳喘息，アトピー喘息，│
└──────┬───────────────┘        │ アレルギー性鼻炎など        │
       │ なし                    └─────────────────────────┘
       ▼
┌──────────────────────────┐
│ 胃食道逆流，薬剤性（ACE阻害薬），│
│ 心因性，喫煙など              │
└──────────────────────────┘
```

図3　フローチャート

> **アドバイス**　鎮咳薬に反応しない長期化する咳で咽喉頭内視鏡検査，胸部X線所見に異常がなく，軽度の炎症反応上昇を認める症例は，百日咳などを考える．

### COFFEE BREAK

**呼吸器感染症以外での慢性咳嗽の鑑別と治療**

● 咳喘息

　慢性咳嗽の原因としては最も多い疾患で，好酸球性気道炎症性疾患である．症状は咳のみであり，気道過敏性を有する．咳は気管支拡張薬によって改善するが，一部の患者は経過中に喘息に移行する．間欠的に咳嗽を認める場合は，気管支拡張薬やテオフィリンを頓用で用い持続的に認める場合は吸入ステロイドを導入する．

● アトピー咳嗽

　喉頭および気管の掻痒感を伴う乾性咳嗽を主訴とする．気管支拡張薬が無効であり，ヒスタミン $H_1$ 拮抗薬ないしは経口，吸入ステロイド薬にて症状が改善する．アトピー咳嗽は咳喘息と比較すると，病変部は中枢気道にあり，喘息への進展は認めず予後は良好とされる．

● 胃食道逆流症

　胸やけ，呑酸，のどの違和感，食道がしみる感じ，つかえ感などの症状を訴える．肥満であり，生活習慣が乱れている患者がこのような症状を訴える場合は典型的である．治療としては，プロトンポンプ阻害薬を用いる．また，食べ過ぎない，脂肪の多い食事を避ける，食後から就寝まで3時間以上あけるなどの生活習慣の改善も必要である．

● 薬剤性の咳嗽

　ACE阻害薬は副作用として乾性咳嗽がある．発生頻度は10％から30％と報告されており，中年女性に多い．投与直後ではなく，内服開始数週間で発症することが多く，用量に依存はないとされる．気管支拡張薬や中枢性鎮咳薬は効果がない．

## 症例 49

**52歳，男性**

**主 訴** 嚥下困難

**既往歴** 房室ブロックでペースメーカー挿入．

**現病歴** 20年前よりのどの圧迫感あり．15年前より嗄声と嚥下困難あり．誤嚥が悪化し，体重減少が顕著となってきたため来院．

**現症および検査所見** 喉頭内視鏡では梨状陥凹部の唾液貯留と両側の声帯麻痺を認めた（図1）．また，両側の軟口蓋の挙上不全と舌萎縮を認めた．

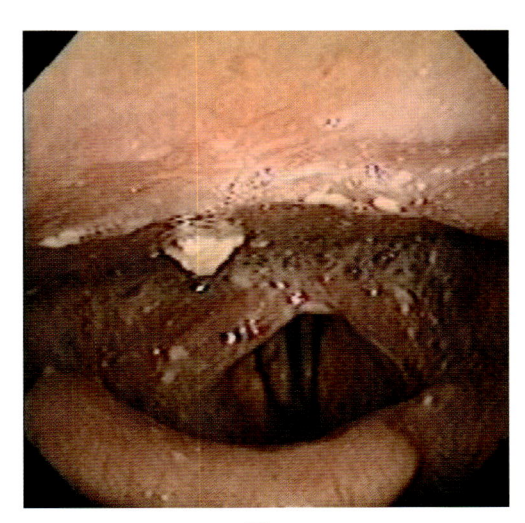

図1

**Question 1** 考えられる病態は？

**Question 2** 鑑別を行うために必要な検査は？

## Q1 Answer　中枢性嚥下障害

　嚥下障害をきたす疾患は，①構造に異常がある場合（器質的障害）と②構造には異常がないが動きに問題がある場合（機能的障害）に分類される．器質的疾患としては先天奇形，腫瘍，外傷などがあり，機能的疾患としては中枢神経の障害である球麻痺，仮性球麻痺と末梢神経の障害である糖尿病性神経症，反回神経麻痺などがある．本症例は咽喉頭の形態に異常はなく，両側の反回神経麻痺，舌咽神経麻痺，舌下神経麻痺が認められ，球麻痺による嚥下障害である．球麻痺および仮性球麻痺の特徴を表に示す（表1）．

**表1　中枢性嚥下障害の分類と特徴**

|  | 球麻痺 | 仮性球麻痺 |
| --- | --- | --- |
| 障害部位 | 延髄の運動性脳神経核 | 核上性障害 |
| 筋萎縮 | あり | なし |
| 下顎反射 | 低下 | 正常または亢進 |
| 咽頭反射 | 低下 | 正常または亢進 |
| 咽頭クリアランス | 低下 | 正常 |
| 代表的疾患 | 筋萎縮性側索硬化症<br>ギラン・バレー症候群<br>多発性硬化症<br>重症筋無力症 | 多発性脳血管障害<br>進行性核上麻痺<br>多発性硬化症<br>脳炎<br>脳腫瘍 |

## Q2 Answer　嚥下内視鏡検査，嚥下造影検査

　まず嚥下の状態を判断するために行う．本症例では食道などに狭窄部位は認められず，嚥下反射惹起遅延と反射の低下を認めた．また，複数回の嚥下運動の後でも口腔内，咽頭，食道入口部にテストフードや造影剤の滞留（咽頭残留）を認めた（図2）．ペースメーカーが入っているためMRIは施行できず，CTを行ったが，頭蓋内に異常は認められなかった（図3）．末梢神経伝導速度検査では神経複合筋活動電位の低下を認めるものの伝導速度は正常であった．筋電図検査では高振幅電位，多相性電位を認めた．その他，四肢の筋力低下と筋萎縮を認めたことから筋萎縮性側索硬化症による嚥下障害と診断した．

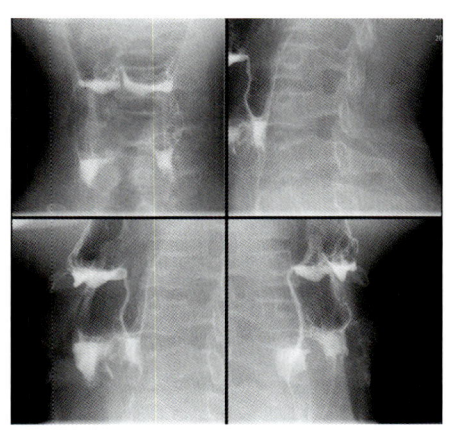

図2 嚥下造影検査

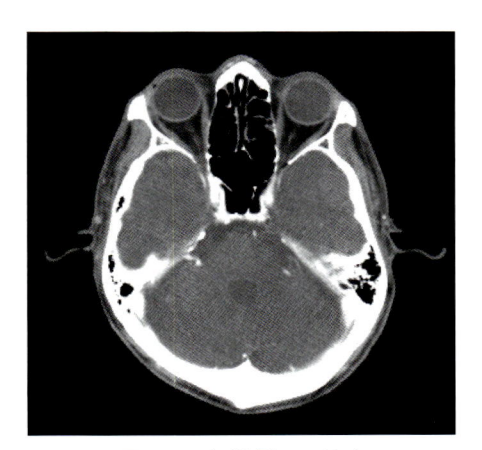

図3 頭部造影CT検査

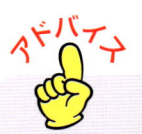

**アドバイス**

嚥下障害は多彩な原因で発症し，耳鼻咽喉科を初診することも多い．嚥下内視鏡検査および嚥下造影検査は器質的疾患と機能的疾患の鑑別に有用．脳神経麻痺の所見を見極めることが重要．

## COFFEE BREAK

**魚骨がない？**

　舌根にみられた魚骨のケース（図1，2）．68歳，女性で咽頭反射が強く，体動もみられるため全麻下での摘出を実施．手術中にいくら探しても魚骨がないとの若手医師からcallあり．複数の医師で舌根を中心に魚骨を探すも見当たらず，結局，挿管時に自然に脱落したものと判断した．魚骨が舌根組織の中に入り込んでしまった疑いも否定できず，魚骨がないと判定するために費やした時間やストレスは大変なものであった．この経験以降，異物の全麻時には必ず異物の位置と種類を麻酔医に伝えるようにしているが，挿管時に麻酔医が「ここに見えます」と指摘してくれることが多く，硬貨の場合は，マギールの鉗子で麻酔科医師が摘出し手術終了の経験も．

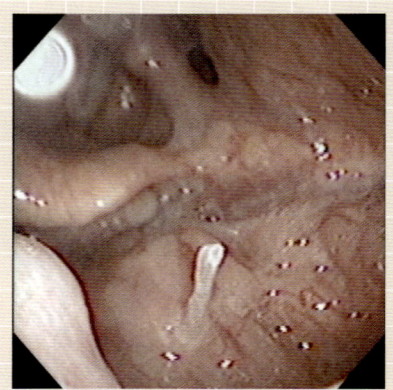

図1　摘出前

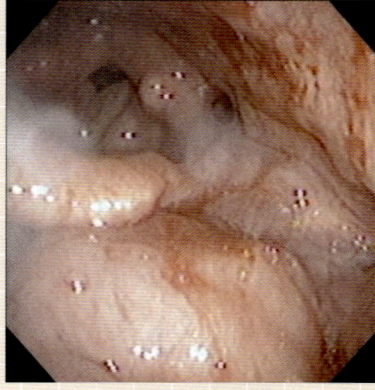

図2　脱落後

## 症例 50　こんな時あなたはどうしますか？

下記に示す事例1～5は，（財）暴力追放広島県民会議（広島県暴力追放運動推進センター）が作成した，暴力団からの不当要求事例（医療関係編）から抜粋，改変して示した．同資料に記載されている事項を中心に示す．

### 事例 1　人事録から名前の削除名目に金品を要求例

A歯科医院に「貴方の名前・経歴等が人事録に登載されている．人事録を購入するか，削除して欲しいなら12万円を送金して欲しい」など，半ば脅迫的に，3回にわたり49万円をだまし取られた．

### 事例 1　対応

- 相手方に対し，拒否するのであれば，明確に意思表示すること．
- また，執拗に不当要求するのであれば，早く警察に訴えること．
- 暴力追放運動推進センターでは，対応策をアドバイスして，警察に詐欺罪として被害届をする旨通知させた．

**処置結果**　相手側に詐欺として被害届を出すことを通知したら，要求はなくなった．

### 事例 2　一方的に図書を送りつけ購読料を要求

紳士録購入の葉書を確認しないで投函したら購入料を要求．購読意思のない図書の送り付け商法は，後述の広島市中区医師会のアンケートでもみられた．

### 事例 2　対応

- 種々の機関紙・図書等を購読するかしないかは，各自の自由意思によるべきもの．
- 民法上の「契約自由の原則」により，必要か否かを判断し，相手に明確に意思表示することが大切．この場合は，購読を断るのであり，内容証明郵便にて購読拒否の文書を送達する．
- 送りつけられた場合は，開封する前に，当方の宛名書き部分に「受取拒否」と明記し，押印して郵便局を通じて返送．
- 開封後に返送する場合は，購読拒否の意思表示を相手側に明確（内容証明郵便か配達証明郵便）に伝えた上で返送する．

**処置結果** 内容証明郵便で購入拒否の文書を送り解決した．
参考資料3）に掲載されていた文面を一部改変して転載する（図1～3）．

---

平成X年Y月Z日

○○研究会△△支部御中

広島市◇区□町▽－▽
医療法人　◎◎病院
院長　　広島　次郎

書籍ご返送の件

前略
　この度貴会より，書籍「○○○100年史」が送られて参りましたが，当院では注文した事実はなく，また，購入する意思もございません．
　そこで，本書籍をご返送申し上げますので，よろしくお願い申し上げます．
　今後も購入の意思がございませんので，ご通知いたします．

草々

図1　一方的に送りつけられた書籍の返送文面

---

○○様
　この度送付されてきました「□□（図書名）」につきましては購入する意思がございませんので返送いたします．
　今後はこのような一方的な送付は一切お断りします．
　なお，この取扱いについては，○○○等の指導を受けていることを念のために申し添えます．

平成○○年○○月○○日
住所
氏名（または医療機関名）印

図2　図書送りつけ商法（一方的に送りつけられた場合）

---

○○様
　平成○○年○○月○○日「□□（図書名）」の申し込みは撤回いたします．
　なお，この取扱いについては，○○○等の指導を受けていることを念のために申し添えます．

平成○○年○○月○○日
住所
氏名（または医療機関名）印

図3　図書送りつけ商法（契約撤回を通知する場合）

### 事例 3　電話で大声による恐喝

電話による不当要求は，顔が見えないので，緊迫感が薄れがちになるので不用意な言動をしてしまわないなど，細心の注意を払う必要がある．

攻撃パターン
- 大声で威嚇する．こちらの説明を聞かず，ことば尻をとらえる．
- 「今すぐ結論をだせ」「誠意をみせろ」など即答を要求する．
- 「院長に代われ」と要求する．
- 長時間にわたる電話，繰り返す電話．
- 「保健所，行政に言うぞ」「今すぐ行くぞ」．
- 「インターネットで流すぞ」「他の医院はこうしたぞ」．

### 事例 3　対応

- 相手の氏名，所属機関，住所，電話番号を確認し，交渉経緯を記録する．聞き取りにくい部分がある場合には復唱し正確性を確保する．
- 「責任者に電話をさせろ」などといわれても，返答の理由がない場合には，「その必要はない」とはっきり拒否する．
- あらかじめ録音機などを準備し，必要に応じ会話内容を録音する．
- 長時間にわたる電話には，再度要件を確認し，対応する必要がなければ「業務の妨げとなる」と告げて電話を切る．
- 単独での対応・独自判断は避ける．
- 個人の電話番号，メールアドレスは教えない．

### 事例 4　治療行為ミスと言いがかりをつけ金銭を要求

作業員 X 男は，B 歯科医院で親知らずの治療を受けた．X 線撮影のために X 男の口を開けようとしたところ，いきなり「痛い」と大声をあげ，さらに治療ミスから痛くなったと言いがかりをつけ，金品を要求する素振りで帰った．B 歯科医から「X が再度訪れ，金の要求や患者のいるところで暴れたら困る」どう対応したらよいか相談を受ける．

### 事例 4　対応

- 治療の際には，患者に十分 IC する．
- 言いがかりをつけたり，不当な金品要求には絶対に応じない．
- 早期に通報するか，暴力追放運動推進センターもしくは暴力団追放県民会議に相談．

| 処置結果 | 所轄署に通報，対応要領のアドバイスをして対応した結果，その後の金品の要求はなくなった． |

### 事例 5　医療ミスに伴う示談金名目の金品要求行為

　　開業医 C は，Y 組員に医療ミスがあったとして，同人に示談金を支払った．ところが，Y 組員はさらに A に「200 〜 300 万円のはした金で，納得していない」「東京の病院に行けば 1 回 50 万円はかかる．俺を誰じゃと思うとるんや」などと告げて示談金の名目で金品を要求．

### 事例 5　対応

- 水面下での解決を図らないで，法律や，社会のルールに則った解決を行う．
- 早期に警察へ通報するか，暴力追放運動推進センターに相談する．
- 暴力団対策法第 9 条による中止命令が発出できる．

| 処置結果 | 警察によって，暴対法第 9 条による中止命令が出され，以後，要求がなくなった． |

**参考資料**

1) （財）暴力追放広島県民会議（広島県暴力追放運動推進センター）編：暴力団からの不当要求事例（医療関係編）．2002
2) 山岡正明：第 4 回民暴対策企業セミナー講演録．医療機関に対する暴力的要求行為への対応策―これが医療現場の「危機管理」だ―．（財）暴力追放広島県民会議（広島県暴力追放運動推進センター）発行．2002
3) 樫山憲法：狙われる病院．暴力・不当要求への対応 6．送りつけ，電話要求，入院強要等の撃退法．病院（64 巻 6 号）pp505-507，2005

**参考資料 1** 病院における不当要求の実態

　平成20年に広島市中区医師会が，所属する病院に対して行ったクレーマーなどについてのアンケート調査に対して，回答のあった20病院の概要を下記に示す．

❶　クレームは，15病院（75％）で1か月に1件以上みられ，5件以上の病院も4病院あった．
　　クレームの内容は，医療行為，誠意要求から職員の対応まで多様であった．クレーマーへの対応は，現場の判断が最も多く，対応部署を決めている病院も6病院にみられた．

❷　身の危険を感じたことがあると回答した病院が13病院（65％）にみられた．
　　内容は，大声で暴言，威嚇，飲酒後の暴力行為，ことばの暴力などであった．また，酔って暴れた際に警察へ通報したところ，逆恨みをされて，通報した職員への報復を示唆する電話があったという例もみられた．
　　身の危険を感じた時の対応方法は，7病院が県警に連絡すると回答した．県警に連絡した実際の時の状況は，暴力行為，大声や刺青などでの威嚇，診療妨害行為，飲酒などの問題行動であった．その他の身の危険を感じた時の対応方法として，医師が先頭に立つ，複数で対応する，スタッフが対応する，院長が対応する，事務長を呼ぶ，といったマニュアルがあり，それに従って対応するという回答が1件ずつみられた．

❸　実際に金品を要求されたことがある病院は7病院（35％）にみられた．要求の内容は，図書・機関紙の購入要求，寄付金・賛助金の要求，生保打ち切りになり賠償せよ，治療に関する不当要求などであった．

❹　職員研修を行っている病院は6病院（30％）であった．

## 参考資料 2　不当要求防止責任者講習

反社会的不当要求に対する効果的な対応要領を修得するための責任者講習も無料で全国各地で行われている．

責任者講習は，不当要求防止責任者を選任された日から概ね 1 年以内に 1 回行われる選任時講習，選任時講習受講後，概ね 3 年ごとに 1 回行う定期講習，特別な事情がある場合に行う臨時講習に分けられる．講習の内容は，暴力団対策法の概要，暴力団情勢，暴力団に対する対応要領，ロールプレーなどである．責任者講習の受講手続きは，下記のとおりである．

❶ 医療機関において「不当要求防止責任者」を選任する．
❷「責任者選任届出書」を提出する．
❸ 都道府県公安委員会から「責任者講習通知書」が郵送される．
❹ 指定の日時，場所で受講する．
❺ 都道府県公安委員会から「受講修了書」（図 1）の交付を受ける．

所定の講習をすべて受講すると，9.5 × 31cm 大の不当要求防止責任者選任事業所のステッカー（図 2）も交付されるので，病院（医院）の受け付けなど，人目に触れるところに貼付するのも方法と思われる．また，暴力追放●●県県民会議に入会すると賛助会員之証のステッカー（図 3）も交付されるので，不当要求防止責任者選任事業所のステッカーと同じく貼付するとよい．

各地での具体的な不当要求防止責任者講習の日時や場所については，各都道府県の暴力追放運動推進センターもしくは暴力団追放県民会議に問い合わせをするとよい．

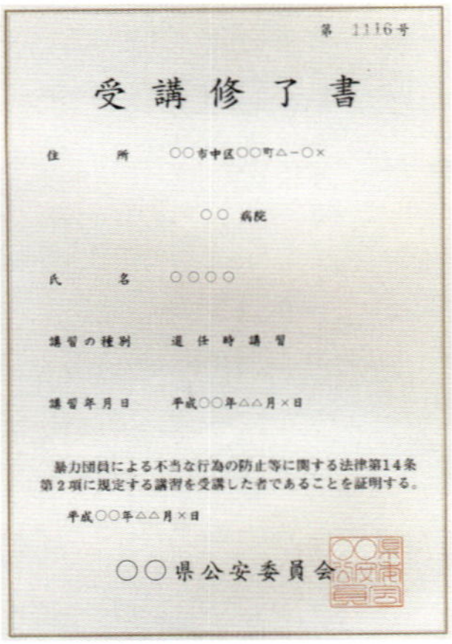
第 1116号

受講修了書

住所　〇〇市中区〇〇町△－〇×

〇〇 病院

氏名　〇〇〇〇

講習の種別　選任時講習

講習年月日　平成〇〇年△△月×日

暴力団員による不当な行為の防止等に関する法律第14条第2項に規定する講習を受講した者であることを証明する．

平成〇〇年△△月×日

〇〇県公安委員会

図 1　不当要求防止責任者講習受講証明書

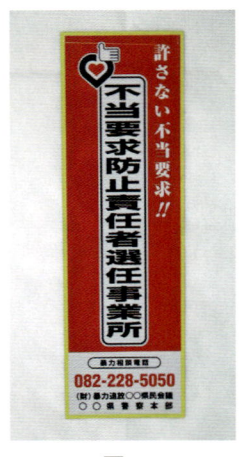

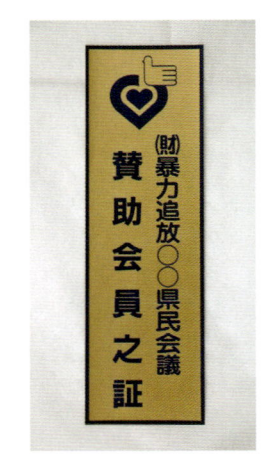

図 2

図 3

# 欧文索引

| | |
|---|---|
| AFRS (allergic fungal rhinosinusitis) | 50 |
| AFRS サイクル | 50 |
| allergic fungal rhinosinusitis (AFRS) | 50 |
| ASSR | 20 |
| BOR 症候群 | 6 |
| C1 エラスターゼインヒビター | 82 |
| C1-INH 製剤 | 82 |
| Castleman's disease | 118 |
| controller | 38 |
| DPOAE | 20 |
| ECRS (eosinophilic chronic rhinosinusitis) | 38 |
| eosinophilic (rhino) sinusitis | 40 |
| eosinophilic chronic rhinosinusitis (ECRS) | 38 |
| FDEIA (food-dependent exercise-induced anaphylaxis) | 124 |
| food-dependent exercise-induced anaphylaxis (FDEIA) | 124 |
| HAE (hereditary angioedema) | 82 |
| hereditary angioedema (HAE) | 82 |
| histiocytic necrotizing lymphadenitis | 116 |
| Hunter 症候群 | 28 |
| IgG4 関連疾患 | 121, 122 |
| Jastreboff 理論 | 30 |
| Kartagener 症候群 | 54 |
| Kikuchi's disease | 116 |
| Mikulicz disease | 121 |
| Mondini 型内耳奇形 | 8 |
| MPO 染色 | 116 |
| nasal polyp | 46, 47 |
| PCD (primary ciliary dyskinesia) | 54 |
| Pendred 症候群 | 29 |
| Plummer-Vinson syndrome | 76 |
| primary ciliary dyskinesia (PCD) | 54 |
| QFT 検査 | 86 |
| reliever | 38 |
| SCDS (superior canal dehiscence syndrome) | 12 |
| Usher 症候群 | 28 |
| Ziehl Neelsen 染色 | 86 |

# 日本語索引

## あ行

| | |
|---|---|
| 亜急性甲状腺炎 | 98 |
| ──（急性期）の診断ガイドライン | 99 |
| 悪性黒色腫 | 44 |
| 悪性リンパ腫 | 47, 70, 96, 106, 118, 116 |
| アスピリン喘息 | 38, 47 |
| アスペルガー症候群 | 73 |
| アトピー咳嗽 | 126, 128 |
| アナフィラキシー | 124 |
| アレルギー性真菌性鼻副鼻腔炎 | 50, 52 |
| アレルギー性鼻炎 | 35, 38 |
| 意識消失 | 48 |
| 胃食道逆流症 | 126, 128 |
| 異所性甲状腺 | 60 |
| 一側性鼻副鼻腔炎 | 58 |
| 遺伝性血管性浮腫 | 82 |
| 異物 | 132 |
| 異物除去 | 66 |
| 咽喉頭異物 | 66 |
| 咽喉頭炎 | 84 |
| 咽後膿瘍 | 68 |
| 咽頭違和感 | 64 |
| 咽頭炎 | 79 |
| 咽頭痛 | 64 |
| ウェットドレッシング | 108 |
| 絵カード | 73 |
| エコーガイド下細胞診 | 100 |
| エコーガイド下組織診 | 100 |
| エピネフリン自己注射器（エピペン®） | 124 |
| 嚥下障害 | 130 |
| 嚥下痛 | 99 |
| 炎症性リンパ節症 | 116 |
| オープンフィッティングの補聴器 | 24, 26 |
| オスラー病 | 42 |
| 音響外傷 | 18 |

## か

| | |
|---|---|
| 外耳道異物 | 12, 62 |
| 外側半規管瘻孔 | 4 |

| | | |
|---|---|---|
| 回転性めまい | 3 | |
| 外リンパ瘻 | 18, 22, 32 | |
| 下咽頭癌 | 76, 112 | |
| 下咽頭扁平上皮癌 | 102 | |
| 額帯鏡 | 110 | |
| 仮性球麻痺 | 130 | |
| 化膿性リンパ節炎 | 116 | |
| 感音難聴 | 6, 8, 12, 28 | |
| 眼窩内蜂窩織炎 | 56 | |
| 含歯嚢胞 | 58 | |
| 乾性咳嗽 | 128 | |
| 感染創部処置 | 108 | |
| 感冒 | 126 | |

## き

| | |
|---|---|
| キーセルバッハ部位 | 42 |
| 気管支炎 | 54 |
| 気管支拡張症 | 54 |
| 気管支拡張薬 | 128 |
| 気管支喘息 | 38, 84, 126 |
| 菊池病 | 116 |
| 気道管理 | 66 |
| キャッスルマン病 | 118 |
| 嗅神経芽腫 | 46 |
| 急性咳嗽 | 126 |
| 急性化膿性甲状腺炎 | 98, 104 |
| 急性化膿性中耳炎 | 92 |
| 急性気管支炎 | 126 |
| 急性喉頭炎 | 90 |
| 急性喉頭蓋炎 | 82, 90 |
| 急性小脳炎 | 120 |
| 急性中耳炎 | 10 |
| 急性低音障害型感音難聴 | 18, 19 |
| 急性乳様突起炎 | 10 |
| 急性副鼻腔炎 | 46, 126 |
| 急性扁桃炎 | 70 |
| 吸入ステロイド薬 | 84 |
| 球麻痺 | 130 |

| | |
|---|---|
| 筋萎縮性側索硬化症 | 130 |

## く

| | |
|---|---|
| クインケ浮腫 | 82 |
| クラミジア感染症 | 126 |
| クレーマー | 137 |
| グロームス腫瘍 | 2 |

## け

| | |
|---|---|
| 経口ステロイド薬 | 84 |
| 茎状突起 | 64 |
| 茎状突起過長症 | 64 |
| 頸静脈孔腫瘍 | 79 |
| 頸動脈破裂 | 108 |
| 頸部腫瘤 | 110 |
| 頸部放線菌症 | 94 |
| 頸部リンパ節 | 96 |
| 頸部リンパ節結核 | 94 |
| けいれん | 92 |
| 結核性リンパ節炎 | 116, 118 |
| 血小板減少症 | 42 |
| 血清特異的IgE抗体価検査 | 124 |
| 原発性線毛運動不全症 | 54 |
| 原発不明癌 | 112 |

## こ

| | |
|---|---|
| 高位内頸静脈 | 2 |
| 好酸球性気道炎症性疾患 | 128 |
| 好酸球性鼻副鼻腔炎 | 38, 39, 40 |
| 甲状腺癌 | 79 |
| 甲状腺腫瘍 | 79, 120 |
| 甲状腺乳頭癌 | 114 |
| 後性副鼻腔嚢胞 | 35 |
| 喉頭炎 | 79 |
| 喉頭蓋嚢胞 | 88 |
| 喉頭癌 | 84, 86 |
| 喉頭結核 | 84, 86, 102 |
| 喉頭サルコイドーシス | 86, 90 |

| | |
|---|---|
| 喉頭真菌症 | 84 |
| 喉頭乳頭腫 | 84 |
| 喉頭梅毒 | 86 |
| 喉頭白板症 | 84 |
| 喉頭浮腫 | 82 |
| 抗ヒスタミン薬 | 124 |
| 抗ロイコトリエン薬 | 38 |
| 呼吸困難 | 75 |
| 混合性難聴 | 6 |
| コントローラー | 38 |

## さ

| | |
|---|---|
| 鰓溝性瘻孔 | 6 |
| サルコイドーシス | 90, 91 |
| ——の診断基準 | 91 |

## し

| | |
|---|---|
| シアノアクリレートポリマー | 19 |
| シェーグレン症例群 | 122 |
| 耳介奇形 | 6 |
| 耳管開放症 | 14, 16 |
| 耳管狭窄症 | 14 |
| 耳管ピン | 16 |
| 止血 | 44 |
| 自己免疫性難聴 | 22 |
| 歯根嚢胞 | 58 |
| 自声強聴 | 14 |
| 歯性上顎洞炎 | 58 |
| 自閉症 | 73 |
| 耳鳴 | 30 |
| 若年性血管線維腫 | 96 |
| 縦隔腫瘍 | 79, 120 |
| 出血性ショック | 70 |
| 腫瘍性病変 | 46 |
| 腫瘍内出血 | 98 |
| 上咽頭癌 | 96 |
| 上顎洞炎 | 58 |

| 猩紅熱 | 70 |
|---|---|
| 踵膝試験 | 33 |
| 常染色体優性遺伝性難聴 | 6 |
| 小脳橋角部腫瘍 | 18 |
| 小脳梗塞 | 32 |
| 小脳出血 | 32 |
| 上半規管裂隙症候群 | 12 |
| 褥瘡ケア | 108 |
| 食道癌 | 79, 120 |
| 心因性難聴 | 18, 20, 22 |
| 腎癌 | 106 |
| 真菌 | 52 |
| 心筋梗塞 | 88 |
| 真菌性副鼻腔炎 | 46 |
| 神経原性腫瘍 | 118 |
| 神経鞘腫 | 2 |
| 神経線維腫 | 28 |
| 深頸部膿瘍 | 94 |
| 進行性・遅発性難聴 | 28 |
| 真珠腫 | 10 |
| 滲出性中耳炎 | 14, 96 |
| 浸潤型（破壊型） | 56 |
| 浸潤型副鼻腔真菌病 | 56 |
| 心臓カテーテル検査 | 88 |
| 心電図 | 88 |
| 心電図検査 | 88 |

## す

| 水痘帯状疱疹ウイルス再活性化 | 79 |
|---|---|
| 髄様癌 | 106 |
| ステロイド | 118, 121 |
| ステロイド依存性感音難聴 | 18 |

## せ

| 声帯麻痺 | 78, 79, 120 |
|---|---|
| 咳喘息 | 126, 128 |
| 舌咽神経麻痺 | 120 |
| 切開生検 | 100 |
| 石灰沈着性頸長筋炎 | 68 |
| 穿刺吸引細胞診 | 100 |
| 前庭水管拡大症 | 28, 29 |
| 先天性耳瘻孔 | 5 |
| 線毛機能不全 | 54 |

## そ

| 挿管性肉芽 | 102 |
|---|---|
| 側頸嚢胞 | 114 |
| 側頭骨 CT | 29 |
| 組織球性壊死性リンパ節炎 | 116 |

## た行

| ダーマボンド® | 19 |
|---|---|
| 大腸癌 | 79, 106 |
| 大動脈瘤 | 79, 120 |
| 第 2 鰓弓奇形 | 6 |
| 大理石骨病 | 28 |
| 多発性脳神経麻痺 | 120 |
| 遅発性難聴 | 28 |
| 遅発性内リンパ水腫 | 8 |
| 中咽頭癌 | 112 |
| 中耳炎 | 54 |
| 中枢性嚥下障害 | 130 |
| 中枢性鎮咳薬 | 128 |
| 聴神経腫瘍 | 18, 22, 32 |
| 聴性定常反応 | 20 |
| 陳旧性眼窩内側壁骨折 | 114 |
| 鉄欠乏性貧血 | 76 |
| 転移性甲状腺癌 | 104 |
| 転移性腫瘍 | 118 |
| 伝音難聴 | 6, 28 |
| 電気凝固止血 | 42, 43 |
| 伝染性単核球症 | 70, 116 |
| 頭頸部癌 | 106 |

| 頭頸部癌頸部リンパ節転移 | 79 |
|---|---|
| 頭頸部癌治療 | 108 |
| 動注化学療法 | 72 |
| 糖尿病性神経症 | 130 |
| 頭部 MRI | 29 |
| トキソプラズマ症 | 116 |
| 特異的免疫療法 | 51 |
| トシリズマブ | 118 |
| 突発性難聴 | 18, 32 |

## な行

| 内頸動脈走行異常 | 2 |
|---|---|
| 内耳炎 | 28, 32 |
| 内耳奇形 | 8, 18 |
| 内耳障害 | 14 |
| 内耳瘻孔 | 4 |
| 内臓逆位 | 54 |
| 内反性乳頭腫 | 46, 47 |
| 難治性副鼻腔炎 | 54 |
| 乳癌 | 106 |
| 乳頭癌 | 106 |
| 乳頭腫 | 46, 47 |
| ネコひっかき病 | 116 |
| 脳幹出血 | 32 |
| 脳梗塞 | 120 |
| 脳腫瘍 | 120 |
| 脳神経麻痺 | 121, 131 |
| 脳膿瘍 | 56 |
| 嚢胞出血 | 98, 99 |

## は行

| 肺癌 | 79, 106, 120 |
|---|---|
| 肺結核 | 86 |
| 梅毒性内耳炎 | 22 |
| ハウリング | 24 |
| 白苔 | 70 |

| | |
|---|---|
| 橋本病 | 98 |
| 鼻すすり型耳管開放症 | 15 |
| 鼻茸 | 40, 47 |
| 針生検 | 100 |
| パルスオキシメータ | 92 |
| 反回神経走行路 | 79 |
| 反回神経麻痺 | 130 |
| 鼻腔内逆生歯 | 58 |
| 膝打ち試験 | 33 |
| 鼻出血 | 41, 44 |
| 鼻茸切除 | 38 |
| 非浸潤型（寄生型） | 56 |
| 歪成分耳音響放射 | 20 |
| 左声帯麻痺 | 78 |
| 鼻副鼻腔炎 | 54 |
| 鼻副鼻腔乳頭腫 | 36 |
| びまん性甲状腺腫脹 | 98 |
| 百日咳 | 126, 127 |
| 百日咳抗体検査 | 126 |
| 副甲状腺癌 | 104 |
| 副耳 | 110 |
| 副腎皮質ステロイド薬 | 38 |
| 副鼻腔癌 | 46 |
| 副鼻腔真菌症 | 50, 56 |
| 不当要求 | 133, 137 |

| | |
|---|---|
| プリック-プリックテスト | 124 |
| ベーチェット病 | 86 |
| ペニシリン | 70, 94 |
| ベリナートP® | 82 |
| 扁桃ジフテリア | 70 |
| 変動性感音難聴 | 22, 29 |
| 扁平上皮癌 | 72, 104, 106 |
| 補聴器 | 23 |
| 補聴器適合検査 | 24 |

### ま行

| | |
|---|---|
| マイコプラズマ感染症 | 126 |
| 慢性炎症サイクル | 50 |
| 慢性咳嗽 | 128 |
| 慢性鼻副鼻腔炎 | 54, 40 |
| 慢性副鼻腔炎 | 35, 52 |
| ミクリッツ病 | 121, 122 |
| 未分化癌 | 98, 99, 104, 106 |
| 耳鳴 | 30 |
| 無顆粒球症 | 70 |
| 向こう脛叩打試験 | 33 |
| ムチン | 52 |
| ムンプス難聴 | 18 |

| | |
|---|---|
| メトトレキサート（MTX）関連リンパ増殖性疾患 | 62 |
| メニエール病 | 18, 19, 22, 32 |
| めまい | 3, 31 |

### や行

| | |
|---|---|
| 薬剤性の咳嗽 | 128 |
| 指鼻指試験 | 32, 33 |
| ヨードシンチグラフィー | 60, 72 |

### ら行

| | |
|---|---|
| リンパ節炎，自己免疫疾患に伴う | 116 |
| リンパ増殖性疾患 | 62 |
| 類天疱瘡 | 86 |
| レリーバー | 38 |
| 瘻孔検査 | 4 |
| 瘻孔閉鎖術 | 4 |
| 濾胞癌 | 106 |

### わ行

| | |
|---|---|
| 歪成分耳音響放射 | 20 |
| ワンサンアンギナ | 70 |

## Q&A 耳鼻科診療のピットフォール

2012年5月15日 第1版第1刷発行

| 監　　修 | 市村恵一 | Ichimura Keiichi |
| --- | --- | --- |
| 編　　著 | 井口郁雄 | Inokuchi Ikuo |
|  | 江草憲太郎 | Egusa Kentaro |
| 発 行 者 | 市井輝和 | |
| 発 行 所 | 株式会社金芳堂 | |

　　　　〒 606-8425 京都市左京区鹿ヶ谷西寺ノ前町34番地
　　　　振替　01030-1-15605
　　　　電話　075-751-1111（代）
　　　　http://www.kinpodo-pub.co.jp/

| 組　　版 | 株式会社データボックス |
| --- | --- |
| 印　　刷 | 株式会社サンエムカラー |
| 製　　本 | 有限会社清水製本所 |

Ⓒ 市村恵一，井口郁雄，江草憲太郎，2012
落丁・乱丁本は直接小社へお送りください．お取替え致します．

Printed in Japan
ISBN978-4-7653-1526-5

**JCOPY** <（社）出版者著作権管理機構　委託出版物>

本書の無断複写は著作権法上での例外を除き禁じられています．複写される場合は，その都度事前に，（社）出版者著作権管理機構（電話 03-3513-6969，FAX 03-3513-6979，e-mail: info@jcopy.or.jp）の許諾を得てください．

●本書のコピー，スキャン，デジタル化等の無断複製は著作権法上での例外を除き禁じられています．本書を代行業者等の第三者に依頼してスキャンやデジタル化することは，たとえ個人や家庭内の利用でも著作権法違反です．

> 好評発売中
>
> 耳鼻咽喉科・頭頸部外科，関連領域に対応し，
> 学会発表や論文執筆に役立つ！

## 耳鼻咽喉科学用語解説集

日本耳鼻咽喉科学会 編

A5判・632頁
定価4,830円（本体4,600円＋税）
ISBN978-4-7653-1433-6

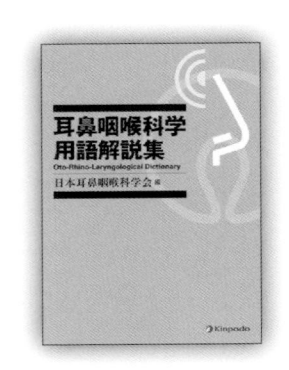

　現在，日本の耳鼻咽喉科学で使用（常用）されている同領域の専門用語のうち，各関連学会および日本耳鼻咽喉科学会学術委員会，用語解説集作成委員会が過去10年間の日耳鼻の会報誌（日本耳鼻咽喉科学会会報）とANL（AURIS NASUS LARYNX）から使用頻度の高い用語を集め，解説を必要とする重要な用語，約3,000点を選定して解説．用語解説編(2,949語)，略語編(549語)，索引(日本語5,498語，外国語3,865語)を収録した．

## 耳鼻咽喉科学用語集

日本耳鼻咽喉科学会 編

A5判・286頁
定価3,150円（本体3,000円＋税）
ISBN978-4-7653-1345-2

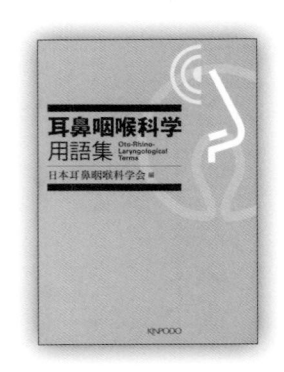

　現在，日本の耳鼻咽喉科学で使用（常用）されている同領域の専門用語のうち，各関連学会および日本耳鼻咽喉科学会学術委員会，用語集作成委員会が新しい用語も含め，用語集としての基本的な用語を選定し，英和篇(4,729語)，和英篇(4,419語)，略語篇(363語)を収録した．

金芳堂